Gott heilt

Heilung durch den Geist Gottes
ohne Medikamente und pflanzliche Stoffe

Neu bearbeitet und vertieft
durch die

Prophetin Gottes
Gabriele
Würzburg

Universelles Leben

CIP-Kurztitelaufnahme der Deutschen Bibliothek

Gott heilt

Würzburg: Universelles Leben e.V., 1986
ISBN 3-926056-08-8

1. Auflage: Dezember 1986

© Universelles Leben e.V.
Postfach 5643   D-8700 Würzburg

Gesamtherstellung: Druckerei Joh. Walch, Augsburg

ISBN 3-926056-08-8

Inhalt

Informationen

Gott heilt

Heilung durch den Geist Gottes
ohne Medikamente und pflanzliche Stoffe

Heilung

In diesem Wort schwingt so viel von dem, was Menschen damit verbinden und zu allen Zeiten damit verbunden haben.

Heilung

Wieviel Sehnsucht, wieviel Hoffnung des Menschenherzen klingt in dem Wort Heilung!

Heilung, das ist Balsam, Trost und Rettung, ja Frieden dort, wo eine Störung vorliegt oder vorgelegen hat. Das Wort „Heilung" bedeutet den Prozeß des Heilens, des Heilwerdens, nicht den Zustand des Geheiltseins.

Welcher Mensch bedarf nicht der Heilung?

Hat nicht fast jeder von uns eine kleinere oder größere gesundheitliche Störung zu beklagen, von der er wünscht, befreit zu werden?

Wessen Herz noch lebendig zu empfinden vermag, der ahnt darüber hinaus, daß Heilung, das Heilwerden und endlich Heilsein, mit einer fundamentalen Ordnung des inneren Menschen zu tun hat. Heilung in ihrem tiefsten Sinn betrifft die Bereiche der Seele, die der Ursprung des Menschen sind, in denen sein eigentliches Leben ruht.

Wie können wir uns für die Quelle der Heilkraft öffnen?

Die zentrale Kraft im Inneren des Menschen ist Geist.
Geist ist die Urkraft allen Seins.
Dieser göttliche All-Geist ist das Leben in jeder Lebensform; auch der materiellen.
Er beatmet des Menschen Seele und jede seiner Körperzellen.
Geist ist also das Leben, die Lebenskraft, die Heilkraft. Wenn wir Heilung durch den Geist erlangen wollen, müssen wir Heilung und alles, was mit Heilwerden zu tun hat, „beseelen", d.h. wir müssen unseren Gedanken und Worten Leben verleihen.

Wie oft sprechen Menschen: „Ich muß gesund werden, ja, ich will gesund werden". Gleichzeitig jedoch zweifeln sie in ihrem Inneren, ob sie gesund werden. Das heißt, sie sprechen wohl „Heilung" und „Heilwerden" aus: „Ich möchte gesund werden", und sind sich nicht bewußt, daß sie gleichzeitig die Gesundung in ihrem Inneren, mit ihren Gefühlen und Gedanken, anzweifeln. Dem positiven Wort „Heilung" oder „Heilwerden" setzen sie somit pessimistische und zweiflerische Gefühle und Gedanken entgegen. Das bedeutet, daß die positiven Kräfte im Wort „Heilung" oder „Heilwerden" unterbunden werden. Wir zerstören damit selbst, was wir wünschen. Wir beseelen nicht, was wir aussprechen.

Jeder Mensch hat eine Seele, und jede Lebensform ist beseelt von der einen Kraft, Gott.

Erst wenn wir in uns Vertrauen zu dem schaffen, der das Heil und die Heilung ist, Gott, und unsere Worte mit unserem Vertrauen beseelen, wenn wir unsere Empfindungs-, Gefühls- und Gedankenwelt als beseelende Kraft in das Wort „Heilung" oder „Heilwerden" hineinschwingen lassen, hat das Wort Kraft und wirkt in unserer Seele und in jeder Zelle unseres Leibes. Dann erst bewirkt es Heilung und Linderung unserer Leiden.

Gott ist Geist, Gott ist Energie. Der menschliche Körper ist, wie alle anderen materiellen, grobstofflichen Lebensformen, heruntertransformierte Energie, verdichteter Geist. Er lebt auf der ihm entsprechenden Schwingungsebene der Materie. Der Geist jedoch, Gott, beseelt das Leben und somit jeden von uns.

Öffnen wir uns für Gott, den Geist, indem wir unsere Empfindungs- und Gedankenwelt höhertransformieren, das heißt, indem wir uns bemühen, edel, rein und gut zu denken und das auszusprechen, was wir mit unseren Empfindungen und Gedanken bejahen können, dann finden wir zum Ursprung des Lebens, zum Geist. Dann öffnen wir uns für die ewige Kraftquelle und erlangen Linderung und Heilung.

Es liegt also allein an uns, ob wir uns öffnen und ob wir in die Worte „Heilung" und „Heilwerden" die Kräfte des Geistes einfließen lassen durch unsere Empfindungen und Gedanken. Unsere Empfindungen und Gedanken sind Transformatoren der göttlichen Kraft, die sodann das Wort beseelt und es in uns und um uns im positiven Sinn wirksam werden läßt.

Sind jedoch unsere Empfindungen und Gedanken nicht positiv und wir sprechen: „Ich wünsche mir Gesundheit und Kraft", dann sind die Worte kraftlos, weil der Transformator nicht bewußt auf das Heil, auf die Kraft, Gott, ausgerichtet ist. Wir empfinden und denken anders, als wir reden. Infolgedessen schalten wir automatisch die beseelende Kraft aus, die die Empfindungen, Gedanken und Worte beseelen möchte.

Wir dürfen also weder Heilung, Heilwerden noch Linderung erwarten, wenn wir nur „Heilung" denken oder sprechen, aber unsere Empfindungs- und Gefühlswelt ganz anders reagiert; denn die Gefühle, Empfindungen und Gedanken sind die Transformatoren der Kraft.

Wir können tagelang „Heilung" und „Gesundheit" denken und aussprechen. Sie wird doch nicht in uns werden, wenn wir den Gedanken und Worten nicht die beseelende Kraft hinzufügen, wenn wir sie nicht mit unseren Empfindungen, Gefühlen und Gedanken beseelen und unserem Wünschen keine Kraft verleihen. Wir bleiben krank und werden weiterhin unseren Sorgen und Nöten, auch unseren Schicksalsschlägen unterliegen.

Der Mensch kann den Krankheiten, Sorgen und Schicksalsschlägen entwachsen, wenn er sich auf seinen Ursprung besinnt, auf den Geist, und indem er seine geistige Höherentwicklung anstrebt durch sein Bemühen um Verwirklichung der geistig-göttlichen Gesetze. Das höchste und alles umfassende Gesetz ist die Liebe.

Eine tiefgreifende und bleibende Heilung ist nur über den Geist und durch den Geist möglich, denn im Geist ist alle Kraft, alles Leben und alles Heil beschlossen.

Zur Erschließung der Heil- und Lebenskraft möchte ich nur Ratschläge und Hinweise geben. Sie können jedoch niemals erschöpfend und vollständig sein, denn die Zusammenhänge sind so komplex und die Aspekte so mannigfach und subtil wie das Leben selbst.

Atomzeitalter – Wassermannzeitalter – Einwirken kosmischer Kräfte – Die Welt gerät aus den Fugen – Wo ist Halt?

Wir müssen das Erdenleben in unserer Zeitepoche in seinem kosmischen Zusammenhang sehen.

Wir stehen vor einer großen Zeitenwende. Zunehmend wirken kosmische Kräfte auf unser derzeitiges Leben ein.

Durch eherne Gesetze, die wir nicht in allen Einzelheiten erfassen können, wirken sie sowohl in als auch auf der Erde. Sie wirken auch auf das gesamte Sonnensystem ein und rufen allenthalben Veränderungen hervor. Dabei werden die in unserer Seele und auch in unserem physischen Leib noch schlummernden Krankheiten und Schicksalsschläge geweckt. Es sind die Ursachen aus früheren Leben. Die kosmische Kraft bringt alles, was noch nicht gesühnt ist, an den Tag.

Die Erde dreht sich im Wechsel von Tag und Nacht um ihre Achse. Nach weiteren kosmischen, vorgegebenen Gesetzen umkreist sie im Wechsel von Frühling, Sommer, Herbst und Winter die Sonne, die Lebensspenderin der materiellen Substanz.

Nach ebenfalls vorgegebenen Gesetzen laufen gewaltige geistige und kosmische Epochen ab. Jede Epoche birgt mehr Geistigkeit in sich und erweckt den Menschen zu höherer geistiger Erkenntnis. So erkennen viele von uns, daß unser wahres Leben kosmisch, das heißt ewig ist und wir nur für eine kurze Dauer, für ein kurzes Dasein in unseren Körper gefesselt und an den Erdplaneten gebunden sind.

Unser eigentliches, unser ewiges Wesen ist ein Kind des Alls, das Kind des ewigen Vaters. Wir kommen nicht umhin, uns auf diese kosmische Kraft, auf Gott, auszurichten, da wir Kinder des Kosmos sind und Erben der Ewigkeit.

Wir leben im Atomzeitalter und zugleich, aus geistiger Sicht, im Wassermannzeitalter, das uns weiterführt und zu einem geistigen Lebensinhalt und zur Verinnerlichung anregt.

Immer mehr Menschen finden im materiellen Leben keinen Inhalt und keinen Halt mehr. Die ewige Wahrheit drängt viele. Sie beginnen, nach höheren Idealen und Werten zu suchen. Sie streben in ihr Inneres, um dort Heil und Leben zu finden.

Immer mehr Menschen erkranken, und viele sind verängstigt. Sie leben in der ständigen Furcht: Wann wird mich eine Krankheit befallen und auf das Krankenlager bannen? oder: Werde ich ein atomgeschädigter und leidender Mensch sein? – Je mehr die Angst im Menschen zunimmt, um so intensiver sucht der einzelne nach Heil, nach Geborgenheit, nach Hoffnung und Zuversicht.

In dieser turbulenten Zeit, in der Menschen vor der atomaren Strahlung, vor Krankheit und Siechtum nicht mehr sicher sind, da sie nicht mehr wissen, welche Lebensmittel noch gut, welche schon verunreinigt sind, beginnen viele, das Heil in sich zu suchen.

Der ewige Geist, der Heil- und Lebensbringer, Gott, die Liebe, läßt die Menschen nicht im Stich. Je größer die Not des Menschen ist, desto mächtiger wirkt der Geist in dieser Welt. Er belehrt Seine Kinder und schenkt ihnen Linderung und Heilung.

Voraussetzung ist jedoch, daß der Mensch den Geist, das Leben, Gott, bejahen und in sich als die Kraftquelle anerkennen kann. Das ist der erste Schritt zum inneren Heil. Der zweite ist, sich um Frieden mit seinem Nächsten und um Lauterkeit in Empfindungen und Gedanken zu bemühen. Der Mensch beginnt, seine Mitmenschen zu lieben, die ebenfalls leiden wie er selbst. Er gewinnt Verständnis für seinen Nächsten und geht auf ihn zu; dann geht er nämlich Gott, dem inneren Arzt und Heiler in Christus, unserem Erlöser, entgegen.

Denn der Geist in uns will zugleich unser Weg, unser Arzt und unser Heiler sein. Er ist es, der uns zu den kosmischen Höhen führt, zu dem ewigen Frühling der Seligkeit, sofern wir nur gewillt sind und uns für Ihn, für Seine Kraft, für Seine Heilkraft, zu öffnen vermögen. Der Geist allein ist der Weg, der inneres Wachstum, Heil und Gesundheit bedeutet.

Die Welt ist einem beständigen Wandel unterworfen. Ein Wandel ungeahnten Ausmaßes wird in der vor uns liegenden Zeit über die Menschen hereinbrechen, umfassender und tiefgreifender, als wir es uns jetzt überhaupt vorstellen können. Die atomare Strahlung wird zunehmen, und unser irdisches Leben wird immer bedrohter sein. Früher oder später müssen wir erkennen, daß immer mehr aus der bisherigen Ordnung gerät, was sich der Mensch erdacht und geschaffen hat. Wir müssen erkennen, daß auch die Natur, die Kräuter, die Früchte und das Gemüse unter den Ursachen menschlichen Mißbrauchs leiden und zunehmend ungenießbar werden.

Wohin soll sich der Mensch wenden, wenn Leid, Gram, Schmerz ihn drücken, wenn Krankheit und Siechtum seinen Körper zeichnen? Wo sind die Menschen, die Linderung und Heilung bringen? Sind es jene, die heute noch große Reden halten, die die Menschen beschwichtigen und trotz aller Anzeichen, die auf Gefahren für das Leben auf der Erde hinweisen, ihren Kurs weiterverfolgen? Noch haben sie die führenden Positionen inne. Doch wenn die Not unter den Menschen größer wird, wenn sich Krankheit und Siechtum noch mehr verbreiten, werden auch sie verstummen müssen und letzten Endes *den* aufsuchen, der das Leben ist, der über dem Zeitlichen, über Krankheit, Not und Sorgen steht. Es ist der innere Arzt und Heiler, der Geist, Gott, der Lebensretter unserer Seele und der Heilbringer für unseren Körper.

Schreitet die Zeit fort und nimmt die atomare Bedrohung zu, dann wird noch mancher das Wassermannzeitalter erkennen, in welchem der Geist geradezu zur Offenbarung drängt. Die Unerwachten und Unwissenden aber werden noch lauter jammern und klagen und sich an das bisher Gültige klammern. Auch für den Unerwachten wird die Welt zugrunde gehen, denn was für ihn Sicherheit bedeutet, gerät ins Wanken, ja, aus den Fugen. Der letzte Halt wird ihm genommen, das bißchen Glück geraubt. In diesem Zustand irrt er umher und stellt sich die Frage: Wo ist in meinem Leben der Halt, wo ist der Zufluchtsort?

Es geht nichts verloren – Wir ernten, was wir säen

Der Erwachte jedoch weiß, wo der unzerstörbare Halt, wo die wahre Welt zu suchen und zu finden ist. Er weiß, daß der Leibestod nicht das Ende ist, sondern daß der Tod nur das Tor zur nächsten Existenz der Seele ist. Sie lebt weiter mit allen Licht- und Schattenseiten, die sie sich im menschlichen Körper angeeignet hat.

Es geht nichts zugrunde. Was der Mensch sät, wird er ernten, es sei denn, er bemüht sich ernstlich um Selbsterforschung und Selbsterkenntnis. Dadurch nämlich erfaßt er sofort sein falsches Handeln. Er erfaßt seine Verstöße gegen das göttliche Gesetz und bemüht sich sogleich, sie zu bereinigen. Das ist sodann gelebtes, das heißt bewußt gelebtes Leben.

Wer weiß, daß alles Energie ist und keine Energie verloren geht, der weiß auch: Alles, was ich, der Mensch, an Energie, an Empfindungen, Gedanken, Worten, Handlungen, an guten und schlechten Werken, an Furcht, Haß, Neid, Feindschaft und Eifersucht aussende, das kommt auf mich zurück. Es geht in meine Seele ein und spiegelt sich gemäß meiner Denk- und Handlungsweise wider, in meinem Körper. Denn in und am Körper wird in diesem oder in weiteren Erdenleben oder in den Stätten der Reinigung sichtbar, was ich, der Mensch, ausgesät habe.

Wer erfaßt, daß nichts verloren-, zugrunde geht, der macht sich auf, in sich selbst „auf den Grund zu gehen", sich selbst zu erforschen. Er macht sich auf, den ewigen, göttlichen Gesetzen zu folgen und wendet sich wieder seiner inneren Heimat zu.

Duch Selbsterkenntnis und Läuterung seiner Seele gelangt er zur Gotteserkenntnis und fühlt sich in Christus geborgen. Er braucht sich nicht zu fürchten, denn er bezieht seine Sicherheit nicht von außen. Er weiß, daß Freud und Leid nicht von innen, vom ewigen Geist, kommen, sondern daß er diese Energien selbst geschaffen hat. Sie „übertönen" das Wirken des Geistes und machen sich als Energie, die auch Klang ist, im und am Körper bemerkbar.

Was wir als Menschen tragen: Freud oder Leid, Frieden, Harmonie oder Krankheit, Schicksalsschläge, Einsamkeit und Not, das haben wir uns einst selbst erworben oder auferlegt durch entsprechendes, entweder positives oder negatives, Denken und Handeln.

Wir selbst sind also die Baumeister unseres Lebens.

Aktivieren der inneren Kräfte – Wirksames Beten – Stille und Schweigen

Der Mensch befindet sich in der Lebensschule. Die Erde ist seine Lehr- und Bewährungsstätte. Wir sollen diese Chance erkennen und uns deshalb bemühen, unsere Seele, das kosmische Gut, zu reinigen, indem wir uns schon als Menschen auf das wahre Lebensziel ausrichten und die inneren Kräfte, die Gotteskräfte, die auch Heilkräfte sind, aktivieren und verstärkt zum Fließen bringen.

Wir müssen an uns arbeiten, damit wir im Geiste neu geboren, ja heil werden und somit Heilung aus dem Geiste erlangen. Wir müssen die Gesetze des Lebens wahren, dann werden wir die Quelle in uns erwecken, die jede Zelle unseres Leibes erfüllen möchte.

Alles ist innen; das Allheil ist der Geist, der tief in unserer Seele wohnt. Er ist die Kraft, die Seele und Mensch heilt. Diese innere Kraft, die in unserer Seele und auch in unserem Leibe die Lebens- und Heilkraft ist, kann durch Gebet und Meditation über höhere Stufen der Stille und des Schweigens zur Wirkung kommen.

Beten bedeutet allerdings, daß ich das Gebet und alle Bitten, die ich vortrage, auch in meinem Leben verwirkliche. Bete ich um Heilung, dann soll ich Heilgedanken in mein Inneres denken und nicht mehr von Krankheit sprechen. Bete ich um Frieden, dann soll ich meinem Nächsten vergeben und ihn um Vergebung bitten. Die selbstlosen, positiven Gedanken, die ich meinem Nächsten zusende, indem ich in ihm das Positive sehe, bewirken in mir Frieden. Wenn ich beginne, meinen Nächsten zu lieben, und nicht seine Fehler und Schwächen bekrittele, schließen meine Liebe und mein Gebet mein Herz auf.

Rechtes Beten heißt immer zugleich rechtes Leben.

Zu den höheren Stufen der Stille und des Schweigens gelange ich nur, wenn meine Empfindungen und Gedanken edel sind, wenn ich in meinem Nächsten auch das Gute sehe, wenn ich Gutes tue, wenn ich selbstlos handle. Dann wird es still in mir. Meine gegensätzlichen Gefühle und Gedanken schweigen immer mehr. Ich werde sodann nur noch aussprechen, was wesentlich, gut und förderlich ist. Das ist die Stille und das Schweigen auf höheren Stufen. Das muß nicht bedeuten, daß alle Gedanken schweigen, daß absolute Gedankenstille ist. O nein, es können in mir selbstlose, edle, gotterfüllte Gedanken sein. Auch das ist Stille, auch das ist Schweigen.

Erst wenn wir in uns still geworden sind, werden wir von unseren niederen Gedanken und Neigungen immer mehr Abstand gewinnen. Der allmächtige Geist, die innere Heil- und Lebenskraft, beginnt sodann verstärkt in uns zu wirken. Wir erlangen von innen heraus Heilung und werden heil. Dieses Heilwerden anzustreben, bedeutet umzudenken, bedeutet, sich neu zu orientieren.

Jeder Gedanke strebt nach seiner Verwirklichung

Leben ist Schwingung. Diese Grundwahrheit ist allumfassend. Im menschlichen Leben hat eine Art der Schwingung besondere Bedeutung für unser Wohl und Wehe: es sind unsere Gedanken.

Gedanken sind unermeßliche Kräfte.

Was wir denken, wird Wirklichkeit, es sei denn, wir erfassen rechtzeitig unsere Gedanken und übergeben sie dem inneren Licht und bitten um Vergebung und Umwandlung. Wir sind dann wieder frei von dem, was wir eben an Gegensätzlichem gedacht haben, was wir in den Äther aussandten und was mit Sicherheit auf uns zurückgekommen wäre. .

Gedanken sind wie Samen: sie fassen Wurzeln, wachsen empor und tragen Früchte nach ihrer Art, das heißt nach unserem Denken, Reden und Handeln.

Wollen wir unser Leben glücklich gestalten, wollen wir Gesundheit, Harmonie, Frieden, Liebe und Freude ernten, dann müssen wir auch zuvor Entsprechendes säen in unserem Empfinden, Denken und Handeln.

Damit wir innere Heilung erlangen, muß es uns klar werden, daß jeder Gedanke zur Verwirklichung strebt, sowohl der positive als auch der negative. Je häufiger er gedacht wird, um so stärker ist seine Kraft und seine Wirkung in unserer Seele und in unserem Leib.

Richten wir z.B. unser ganzes Sinnen, Streben und Wollen auf einen Gedanken, so wird ihn der geringste Anstoß aus dem Reiche der Gedanken – oftmals aus dem Reiche des Unterbewußten – in das Reich des Bewußten, der Wirklichkeit, hineinschleudern und uns knechten und peinigen. Wenn wir uns selbst betrachten, müssen wir erkennen, daß wir Dilettanten des Lebens sind, solange wir Knechte unserer negativen Gedanken bleiben.

Wir müssen also erkennen, daß jede Krankheit, Unpäßlichkeit, jeder Schicksalsschlag das Ergebnis eigener Empfindungen, Gedanken und Handlungen sind. Wir selbst schaffen durch unsere Gedanken die positiven Kräfte, die unsere Seele erblühen und heil werden lassen und unserem Körper Frieden und Gesundheit bringen. Wir selbst schaffen die negativen Energiefelder, die ebenfalls auf uns einwirken, unsere Seele belasten und weitere Gedankenanstöße bewirken, d.h. aus dem Reich der Gedanken Gleiches und Ähnliches anziehen. Was wir anziehen und durch die weitere Tätigkeit unserer Gedanken halten, bleibt bei uns und wirkt, je nachdem, wie oft wir Gleiches und Ähnliches denken, immer stärker in uns ein.

Wenn nur eine Spur von Leid und Sorge in unserer Seele ist, so kann diese Spur durch einen Anstoß von außen zu einem riesigen Komplex verstärkt werden. Wir fangen an, etwas zu denken, kontrollieren aber unsere Gedanken nicht. Wir lassen sie immer wieder kommen und denken ständig Gleiches und Ähnliches dazu. Dadurch verstärkt sich die negative Kraft und wirkt sich sodann in unserem Körper entsprechend aus: Schicksal, Leid, Not und Krankheit können die Folge sein.

Positive Gedanken bringen Seele und Körper in ein höheres Schwingungsfeld – Gedankenmeisterung ist Lebensmeisterung

Deshalb ist Gedankenmeisterung zugleich Lebensmeisterung. Das bedeutet: Richtig denken heißt richtig leben! Wer nicht auf seine Gedankenwelt achtet und sich nicht selbst bemeistert, der gerät auch in die suggestive Macht der Umwelt; denn Gedanken und Ideen entstehen immer auch unter dem Einfluß der mitmenschlichen Atmosphäre. Solange wir noch nicht einmal gelernt haben, uns gegen unsere eigenen Gedanken abzuschirmen, können Gedanken und Ideen anderer in unser Bewußtsein eindringen und versuchen, uns zu lenken. Gerade diese können, sofern wir sie in uns bewegen, zur Wirkung kommen und sowohl seelische als auch physische Krankheiten herbeiführen.

Wir müssen zu der Erkenntnis gelangen, daß alles Fühlen und Denken Vorgänge im Gehirn hervorruft, die dann auf alle Zellen und Organe weiterwirken. Jede einzelne Zelle besitzt ein Zellbewußtsein. Wir können es z.B. wecken durch Zusenden von Gedankenwellen des Gesundseins und können es in seiner Funktion positiv anregen. So wie jede Zelle ein Zellbewußtsein besitzt, so haben auch die Nerven ihr Nervenbewußtsein, die inneren Organe haben ihr Organbewußtsein, Drüsen und Hormone ebenfalls ihr Drüsen- und Hormonbewußtsein. Unseren gesamten Körper können wir durch Gedanken beeinflussen. Je positiver unsere Empfindungen und Gedanken sind, um so reiner ist unsere Seele und auch unser Körper. Dadurch gelangen wir in ein höheres Schwingungsfeld, das es uns erleichtert, uns mit höheren, mit positiven und edleren Gedanken zu umgeben.

Nichts wird von selbst. Wir müssen uns anstrengen und aus unserem Leben das Richtige machen. Wir müssen es umgestalten, daß es reich an Weisheit und an Kraft wird. Das heißt: bewußt leben! Dann werden hohe Energien die niederen umwandeln, das, was uns meist noch unbemerkt anhaftet, und wir werden erfüllt leben. Wir werden jeden Tag, jede Stunde und Minute bewußt durchleben und dies in uns als Beglückung erfahren, weil wir dabei positive Kräfte sammeln. Diese machen unser Leben reich und damit gottgewollt.

Wie entfernen wir negative Gedanken aus unserem Bewußtsein? Die Bewußtseinsstütze

Trotz aller Bemühungen ist es möglich, daß uns immer wieder die gleichen niederen Gedanken quälen, Dinge, die wir noch nicht aus unserem Bewußtsein entfernen können, die immer wieder kommen. Dann sollten wir uns fragen, ob noch unversöhnliche Gedanken in uns sind und ob wir unseren Nächsten schon um Vergebung gebeten haben. Wenn ja, dann müssen wir uns weiter fragen: Geschah dies in der ehrlichen Absicht, alles Gewesene ganz loszulassen, oder halten wir doch noch etwas in uns zurück? Vielleicht wollen wir dies oder jenes noch erreichen? Vielleicht sind wir auf unseren Nächsten doch noch eine Spur neidisch? Vielleicht wollen wir noch etwas erzwingen oder damit noch Mitleid erregen, weil wir uns in der Rolle des Leidtragenden oder des Benachteiligten sehen wollen?

Wenn wir also aus Eigenliebe noch eine Spur eines negativen Gedankens zurückgehalten haben, dann wird uns dieser Gedanke quälen. Je öfter wir daran denken, um so mehr bauen wir wieder ein neues Kraftfeld auf. Es wird uns immer mehr beeinflussen, und wir müssen uns sagen: Die Bitte um Vergebung oder das scheinbare Vergebenhaben hatten keine Wirkung. Dies liegt an uns selbst, weil wir nicht alles losgelassen haben, weil wir Spuren negativer Gedanken zurückhielten, mit denen wir uns letztlich doch nur selbst aufwerten wollten. Diese Spuren haben wir durch unsere Gedanken vergrößert und daraus wieder einen neuen Komplex werden lassen, der uns wieder beeinflußt wie ehedem.

Wollen wir aber die kleine Spur, die noch zurückgeblieben ist, bereinigen, sie ganz ablegen, dann können wir eine Bewußtseinsstütze anwenden, wie z.B.: „Ich vermag alles durch die Kraft des Christus in mir".

Wenn wir diese Bewußtseinsstütze mehrmals am Tag wiederholen, auch dann, wenn wir uns zur Ruhe, zu Bett begeben, und nach dem Erwachen, bevor wir aufstehen, dann gelangen wir seelisch und physisch in eine höhere Schwingung und bekommen immer mehr Abstand von den Gedanken, von der Spur, die uns beeinflussen wollte.

Diese Bewußtseinsstütze – „Ich vermag alles durch die Kraft des Christus in mir" – sollten wir mit einem Gefühl der ruhigen Sicherheit und des Vertrauens sprechen. Dann werden wir gemäß unserer Hinwendung an den Christusgeist die Kraft erhalten, die wir benötigen, um zu überwinden, was noch ansteht.

Unsere positiven Gedanken
öffnen die Quelle der Kraft in uns

Was wir uns vorstellen, wirkt unmittelbar auf unseren Körper. Wenn wir z.B. denken: „Ich bin müde", so registrieren das die Nerven und Muskeln und setzen den Impuls in spürbare Müdigkeit um. Denken wir: „Ich bin krank", dann registrieren das unsere schwachen Organe und Entsprechungen unserer Seele. Wir selbst setzen also diese Gedanken in Krankheit um.

Wir müssen beständig auf der Hut sein und uns bemühen, unseren eigenen negativen Gedanken positive Gedanken entgegenzusetzen: Gedanken des Vertrauens, des Mutes. Dann wird der ewige Geist in uns lebendig. Wir werden immer mehr seelische und physische Energien erhalten. Ist unser menschlicher Geist wach, positiv eingestimmt und intensiv bei einer Sache, dann bleibt unsere Aktivität erhalten.

Gott ist die Quelle jeder Kraft, der Kraft des Atoms, der Kraft der Elektrizität, der Kraft unserer Seele und unseres Leibes. Alle Kraft kommt von innen, von unserem Schöpfergott, dem allmächtigen Geist. Er belebt den Müden, stärkt den Kranken und heilt seine Leiden – entsprechend unserer Hinwendung, entsprechend unserem Denken und Leben.

Alles Gute, Reine, Edle, alle positiven Kräfte kommen aus der Tiefe unserer Seele, aus dem unbelastbaren Wesenskern, aus Gott.

Leben wir mit dem Göttlichen, leben wir mit allen Energien in Harmonie, dann bleibt unsere schöpferische Kraft erhalten, ja, sie vermehrt sich sogar zunehmend. Unterbrechen wir aber den Kontakt, indem wir menschlich denken und reagieren, Haß, Neid und Zwietracht säen, Gedanken der Eifersucht hegen, so verlieren wir sowohl an seelischer als auch an physischer Energie.

Ein elektrisches Gerät läuft so lange, wie es an den Stromkreis angeschlossen ist. Wird dieser unterbrochen, steht es still.

Ähnliches spielt sich auch im Menschen ab. Handeln wir beständig gegen die universellen Gesetze, gegen die Kraft des Lebens, indem wir unser Leben nicht bewußt unter die Obhut des Geistes stellen und nicht diszipliniert leben, so verringern sich die geistigen Kräfte in der Seele und auch im physischen Leib. Weil die Energien zurückgehen, werden die Organe schwächer und sind dadurch für Krankheiten anfällig. Das heißt: Der Mensch wird energiearm, seine Schwingung fällt ab. Er gelangt somit in Gefahrenzonen, in denen er, entsprechend seinem Schwingungszustand, Viren und schädliche Bakterien aufnimmt.

Ist unser menschlicher Geist von negativen Empfindungen und Gedanken gesäubert, arbeitet er besser und verfügt über mehr Kraft als einer, der mit kleinlichen, pessimistischen Gedanken belastet ist.

Wir sollten einmal folgenden Versuch machen – es lohnt sich: Während der nächsten 24 Stunden denken und sprechen wir positiv und hoffnungsvoll über alles: über unsere Arbeit, unsere

24

Gesundheit und unsere Zukunft. Am Anfang wird das nicht ganz einfach sein, besonders dann, wenn wir bisher auf negative Empfindungen, Gedanken und Worte fixiert waren. Wir müssen uns davon losreißen, auch dann, wenn es eine energische Willensanstrengung kostet. Die von uns angesprochenen positiven Kräfte werden uns sogleich zu Hilfe eilen. Nur auf diese Weise erlangen wir Frieden und können zunehmend aus dem heiligen Strom, aus Gott, empfangen.

Die Urenergiequelle spendet unermüdlich positive, aufbauende Kraft. Sie speist alle Menschen, alle Dinge, sämtliche Lebensformen.

Viele Menschen mißbrauchen jedoch die positiven Kräfte. Durch ihr gesetzwidriges Empfinden, Denken und Handeln werden diese Kräfte umgewandelt, in niedere Schwingung gebracht, also heruntertransformiert. Gott läßt dies zu, denn wir müssen über unseren Eigenwillen, über unser menschliches Tun wieder zurückfinden zum Gotteswillen, zu der reinsten, göttlichen Ur-Energie.

Öffnen wir uns jedoch für den ewigen Strom, für Gott, indem wir die positiven Kräfte ansprechen, sowohl in Empfindungen, Gedanken als auch in Worten und Werken, dann kommen sie zu uns und dienen unserer Seele und unserem Körper.

Wollen wir gesund werden und unseren Körper zur Heilung durch den Geist anregen, dann müssen wir diese Gesetze des Lebens anerkennen: Die negativen, heruntertransformierten Kräfte wirken störend auf Seele und Leib ein. Die positiven Kräfte, die reinen Gotteskräfte, stärken Seele und Leib und regen zur Gesundheit an, so daß die Heilung von innen nach außen erfolgen kann durch die Kraft Gottes in uns.

Das bedeutet, daß wir uns zuerst für die positiven Kräfte öffnen müssen, indem wir unsere negativen Energien, unsere menschlichen Empfindungen, Gedanken und Worte besiegen und ihnen positive, bejahende, aufbauende Gedanken, Worte und Handlungen entgegensetzen. Dann werden wir ein Gefäß für die positive Kraft, die auch die Heil- und Lebenskraft ist.

Bevor wir also die inneren Kräfte erwecken, müssen wir unser eigenes negatives Denken, ja, jeden Gedanken, der an eine Krankheit erinnert, beseitigen. Das ist deshalb notwendig, weil Gedanken, welche Krankheiten als vorhandene Tatsachen anerkennen, erneut Krankheiten verursachen oder die Krankheit im Leibe halten.

Das gleiche gilt für jede andere Schwierigkeit, auch für jedes Problem, für jede Unpäßlichkeit, für jeden Schicksalsschlag. Sprechen wir über das, was uns augenblicklich belastet, dann werden wir es halten und sogar vergrößern.

Gedanken sind Kräfte. Je öfter wir einen Gedanken denken, um so größer ist die Macht dieses Gedankens, dieses Gedankenkomplexes, über uns.

So schwer es uns auch fallen mag, wenn wir Schmerzen haben, so sollten wir doch zur Erkenntnis gelangen, daß wir durch die Kraft positiver Gedanken vieles neutralisieren oder uns für die Heilkräfte aufbereiten können. Wagen wir es doch, unsere Schmerzen, Krankheiten, Schwierigkeiten oder Probleme als Folgen von Gesetzmäßigkeiten anzusehen! Wagen wir es, Vertrauen zu haben zu der Macht und der Kraft des Geistes, der alles vermag, dann werden wir auch erfahren dürfen, daß die Kraft Gottes da ist, daß sie lindert, heilt, daß sie uns beisteht und führt.

Vorbereitung für das Einströmen der Heilkräfte

Um uns für das kosmische Wirken, für die Heil- und Lebenskräfte aufnahmefähig zu machen, sollten wir uns bewußt werden, daß in uns die Essenz der Unendlichkeit ist. In uns wirkt eine Macht, die unbeschreiblich, unfaßbar ist: Es ist die zentrale Macht der Liebe, es ist Gottes Kraft und Gottes Heil.

Wir sind nur dann schwach, menschlich und kraftlos, wenn wir unsere Schwachheit, unsere Kraftlosigkeit, unser menschliches Dasein bejahen. Vertrauen wir jedoch auf die höchste Macht in uns, auf die Fülle der Unendlichkeit, bejahen wir die Kindschaft in Gott und bejahen wir das Vater-Mutter-Bewußtsein in uns, die höchste Energie der Liebe, bejahen wir sie in Gedanken, Worten und Werken und handeln danach, dann werden wir kraft- und machtvoll. Was den Körper zeichnet, unsere augenblicklichen Schwierigkeiten, wird allmählich schwinden. An die Stelle von Krankheit wird Gesundheit treten, an die Stelle von Schwierigkeiten und Problemen Freiheit, an die Stelle von Ichbezogenheit Selbstlosigkeit, an die Stelle von Eigenliebe Gottesliebe.

Vor dieser höchsten Macht in uns sollten wir Ehrfurcht haben. Die Ehrfurcht zeigt sich auch im Äußeren, in unserer Körperhaltung. Eine aufrechte Körperhaltung zeugt auch von einem aufrechten Geist. Wir sollten uns im Äußeren darum bemühen, damit das Innere leichter und schneller zum Durchbruch gelangt, nicht aber, um äußerlich etwas darzustellen, was im Inneren nicht da ist.

Um uns für das Wirken der kosmischen Kräfte, für die Heil- und Lebenskräfte, aufnahmefähig zu machen, sollten wir eine Körperhaltung wählen, die es den Kräften Gottes erleichtert, möglichst unbehindert einzuströmen. Dazu nehmen wir entweder eine aufrechte Sitzhaltung ein, oder wir legen uns auf den Rücken. Dann bereiten wir uns gedanklich vor, das heißt, wir senden Gedankenwellen aus. Zum Beispiel: „In mir ist Gesundheit", „In mir ist die Fülle Gottes", „Ich bin kosmisches Bewußtsein". Dadurch umgeben wir uns mit einem Fluidum der Zuversicht, das wiederum mithilft, den ganzen Menschen positiv auszurichten, ihn für die Lebenskräfte zu öffnen.

Wenn wir nun das Bewußtsein eines Organs, zum Beispiel der schlecht funktionierenden Leber, ansprechen wollen, so können wir die Wirksamkeit unserer positiven Gedankenschwingungen verstärken, indem wir unsere rechte Hand auf die Lebergegend legen.

Dem liegt folgendes zugrunde: Jeder Mensch ist ein Energiekörper. Er nimmt Energie auf und gibt wieder Energie ab. Wir wissen aus Offenbarungen, daß die linke Hand aufnimmt, gleichsam eine Antenne ist, die die kosmischen Kräfte empfängt und weiterleitet. Die rechte Hand nimmt zwar auch auf, sie gibt jedoch vor allem die Energien ab. Wenn wir also unsere rechte Handfläche, die verstärkt die Energien abgibt, auf die entsprechende Körperstelle legen und die linke Hand als Antenne gebrauchen, indem wir sie gegen den Kosmos halten, dann durchströmt uns die kosmische Energie wesentlich schneller. Dadurch fördert die in uns wirkende Christuskraft den Prozeß der Linderung und Heilung, vor allem in der Seele.

Zur Vorbereitung auf die eigentliche Heilung durch die kosmischen Lebenskräfte sprechen wir also – unterstützt durch das geschilderte Auflegen der rechten Hand – unser Leberbewußtsein an, indem wir, sinngemäß, folgende Worte gebrauchen: „Meine Leber, erwache aus dem Schlummer und erfülle getreu die dir übertragene Aufgabe! Scheide in genügender Menge Galle aus und erfülle, was dir der Allmächtige auferlegt hat: Entgifte den Körper, so daß er funktionstüchtig bleibt!"

Zu unserem Magen können wir sprechen: „Verdauungsbewußtsein, erwache und erfülle die Pflichten, die dir auferlegt sind. Du hast in der letzten Zeit deine Aufgaben als wichtiges Organ vernachlässigt. Sei von nun an zuverlässig, tue deine Pflicht. Ich bejahe auch in dir die positiven, allwaltenden Kräfte und bin gewiß, daß du freudig erfüllen wirst, was dir vom Schöpfergott aufgetragen ist, um zur Erhaltung und zur Gesundheit des ganzen Körpers beizutragen."

Wenn wir wissen und daran glauben, daß alles Energie ist, daß jede Zelle in sich die geistige Kraft besitzt und daß alles, was lebt, aus Gott und durch Gott lebt – durch die Urenergie Gott –, dann ist es uns auch möglich, die Energien mit positiven Kräften aufzuladen. Dann ist es uns auch möglich, die Energien in jeder Zelle unseres Organismus und insbesondere in unserer Seele zu verstärken, so daß sie aktiver werden und auf eventuell bestehendes Gegensätzliches wie Krankheit oder Unpäßlichkeit einwirken und dadurch in Positives umwandeln.

Das gleiche können wir aber auch in negativem Sinne tun. Wir können die in uns vorhandenen positiven Kräfte durch niedere Gedanken, durch Anerkennung von Krankheiten, Schicksal, Not, Hoffnungslosigkeit und dergleichen, so heruntertransformieren, daß unser Körper immer schwächer wird. Aus geistiger Sicht bedeutet das, daß der Wesenskern unserer Seele, das Energiepotential, durch das die göttlichen Kräfte einfließen, in geringere Tätigkeit gelangt und immer weniger Geistkraft anziehen kann. Das bedeutet weiterhin, daß die Seele immer weniger und der physische Leib noch weniger Lebensenergie erhält. Geschwächte Organe werden sodann anfällig für Krankheiten, weil ihnen Lebenskraft, das heißt Gottesenergie, fehlt.

Wir können also durch positive, erweckende Gedanken und Worte die Tätigkeit des Organbewußtseins anregen und das Organ für die innere Heil- und Lebenskraft vorbereiten. Die Dauer der Vorbereitung richtet sich nach unserer seelischen Belastung und danach, ob unsere Gefühls- und Empfindungswelt mit unseren positiven Gedanken und Worten in Harmonie, also in Gleichklang, sind. Ist ein Organ schon sehr geschwächt, dann wird es die erste Zeit die positiven Kräfte, die Heil- und Lebenskräfte, nur zögernd aufnehmen. Wir sollten aber nicht zweifeln und nachlässig werden, wenn nicht sogleich ein Erfolg spürbar ist.

Haben wir das Organ etwa fünf bis zehn Minuten bestrahlt, es also aufbereitet, dann sollten wir ihm auch das Erwachtsein zusprechen, wie z. B. dem Bewußtsein der Leber:

„Du bist nun aus dem Schlummer erwacht. Ich danke dir, daß du dich für die Heilwellen vorbereitet hast, um diese aufzunehmen."

Dem Magen könnten lobende Schwingungen zugesprochen werden, etwa so:

„Du, mein Magenbewußtsein, bist nun erwacht. Ich setze Vertrauen in dich. Du bist nun wieder fleißig tätig. Der Magen wird den Magensaft richtig ausscheiden, die Eingeweide werden wieder richtig arbeiten, die Verdauung und die Belieferung mit Nahrung werden einwandfrei vor sich gehen. Ich danke dem Organbewußtsein."

Das Organ versteht nicht unsere Worte, aber die positiv ausgesandten Schwingungen nimmt der Zellverband auf und umgibt sich damit.

Wir können mit jedem Organ ähnlich verfahren, denn alles ist Energie, alles ist Leben. Wir können durch positive Gefühle, Empfindungen, Gedanken und Worte alles Leben zu stärkerer Tätigkeit erwecken. Wir erwecken also zuerst das schlummernde Organ, anschließend danken wir ihm, daß es erwacht ist und sich für die Heilstrahlen des Geistes aufbereiten ließ.

Nach dieser konzentrierten positiven Erweckung des Organbewußtseins bitten wir um die verstärkten Heilkräfte des inneren Arztes und Heilers. Nun öffnen wir uns ganz für die Kräfte des Christusgeistes, indem wir, vertrauensvoll und still – ohne eine Empfindung oder einen Gedanken in uns aufzunehmen –, die Heilwellen in unsere Seele und auch in unseren Körper einströmen lassen.

Vertrauen und Zuversicht bewirken Heilung, Zweifel das Gegenteil

Bei der eben beschriebenen Ansprechung der Organe muß man sich stets vergegenwärtigen, daß sich unsere aufbereitenden Gedanken und Worte nicht an das materielle Organ wenden, sondern an das Bewußtsein des Organs, an den Geist, der in jeder Zelle wirkt und die Funktion des Organs leitet. Die Worte, die wir dabei wiederholen, müssen klar und kraftvoll gesprochen werden. Das setzt ein tiefes Vertrauen zum Ewigen voraus, so daß unsere Empfindungen mit unseren Gedanken und Worten übereinstimmen. Wir müssen also von dem, was wir denken und sprechen, ganz durchdrungen sein. Das ist Glaube und Vertrauen auf Gott, die Heilkraft in uns.

Und wenn wir den Dank an den Körper richten, an das Organ, so müssen wir wissen, daß wir nicht unmittelbar dem Organ, dem Körper, danken, sondern wiederum dem Geist, der in jeder Zelle, in jedem Organ, im gesamten Organismus wirksam ist, der das eigentliche Leben ist, das Leben der Seele und des Leibes.

Wir sollten nicht denken, daß das Wiederholen positiver Empfindungen, Gedanken und Worte überflüssig sei, weil das Bewußtsein der Zelle die Ansprechungen versteht. Wir müssen erkennen: Es wirken nicht die Gedanken als solche, sondern die Schwingungen, die hinter den Gedanken oder Worten stehen, es ist die Bejahung des Glaubens und des Vertrauens, die wir in den Gedanken und Worten aussprechen.

Wenn der Heilungsuchende die Worte nur hersagt und in seinem Inneren zweifelt, werden das Zellbewußtsein und das Zellsystem nur die Schwingungen des Zweifels aufnehmen, also das wiederum, was hinter den Worten schwingt – unsere Gefühle und unsere Empfindungen: Zuversicht und Hoffnung oder Zweifel und Mißtrauen. Durch Zweifel und Mißtrauen erreichen wir keine Heilung, ganz im Gegenteil. Wir können unseren Körper dadurch nur noch kränker stimmen, das heißt, ihn durch die Schwingungen des Zweifels heruntertransformieren und in ein Schwingungsfeld bringen, das für die in dieser Frequenz schwingenden Krankheitskeime aufnahmefähig wird.

Hier sei immer wieder betont, daß Gedanken gewaltige Kräfte sind. Wenigen Menschen ist bekannt, welche gewaltige Macht konzentrierte Gedanken auf den Menschen ausüben. Sowohl die positiven als auch die negativen Gedanken gewinnen Macht über uns, je öfter wir gleiche und ähnliche Gedanken denken. Wir schaffen dadurch einen mächtigen Gedankenkomplex, der als Trabant in unserer Nähe bleibt. Denken wir nur einen Gedanken, der dem Gedankenkomplex schwingungsgleich ist, so beginnt dieser verstärkt zu arbeiten und auf uns Einfluß zu nehmen. Was wir also denken, das sind wir, davon ist unsere Seele geprägt und unser Körper gezeichnet.

Negative Gedanken sind als Gedankenkomplexe in der Atmosphäre und um uns. Was wir an Negativem in den Äther projiziert haben, befindet sich auch als Entsprechung in uns. Dadurch können wir zum Beispiel durch einen Gedanken, der uns von außen anfliegt, eine Kommunikation herstellen zwischen unseren Entsprechungen und dem Reich der Gedanken, in dem Gleiches oder Ähnliches schwingt. Wir müssen also auf der Hut sein und beständig in der Selbstkontrolle leben: Was empfinde, denke und spreche ich? Das kommt auf mich zu.

Die positiven Heil- und Lebenskräfte können wir auch in der Familie einsetzen. Wir können unserem Nächsten, einem unserer Familienmitglieder positive Gedankenwellen zusenden und über die Seele den Körper für die Heilwellen des Geistes aufnahmebereit machen. Wenn unser Nächster offen ist und sich mit einstimmt, wirken die positiven Kräfte schneller, weil derjenige, dem die Kräfte zugedacht oder zugesprochen wurden, empfangsbereit ist.

Christus, der innere Arzt und Heiler unserer Seele

Die geistige Kraft, die Heilkraft, die wir bei diesen Vorgängen erbitten, ist der innere Arzt und Heiler. Es ist die in uns wirkende Christuskraft. Sie vermag sich in unserem Körper zu entfalten und die vorhandenen Schatten aufzulösen.

Sie kann nur dann wirksam werden, wenn wir unsere Heilgedanken voll unter die Kraft Christi stellen. Wir sollten erfüllt sein von Liebe zu *dem*, der nur Gesundheit kennt, der fern von jeglicher Krankheit und Not ist.

Das Wort „Kranksein" sollten wir aus unseren Gedanken und aus unserem Wortschatz verbannen – dann erfüllen die geistigen Heilwellen das, worum wir bitten. Sie bewirken, daß unsere Seele und unser Organismus in eine höhere Schwingung gelangen, in der sodann die Heilung für unsere Seele durch den inneren Arzt und Heiler erfolgen kann. Ist es gut für unseren Körper, dann wird über die Seele auch die Heilung in unserem Körper vollzogen werden.

Der innere Arzt und Heiler, Christus, den wir ansprechen, ist jedoch der Heiler unserer Seele. Ist die Seele heil, dann überträgt sie die heilenden, die positiven Kräfte auch unserem Organismus.

Damit der Christusgeist verstärkt in uns wirksam werden kann, müssen wir uns zuerst im täglichen Leben bemühen, in Harmonie zu leben.

Entspannung und Stille anstatt Angespanntsein, Nervosität und Verkrampfung

In der Stille erfüllt sich die Kraft, erfüllt sich die Heilung unserer Seele und unseres Leibes. Deshalb müssen wir zuerst stille werden, damit die geistigen Heilwellen wirksam werden können.

Wenn wir um innere Ruhe ringen müssen, so sollen wir nicht im Zimmer auf und ab gehen, nicht die Hände zu Fäusten ballen und auf die Zähne beißen. Wir sollten unserem Gemüt ruhige Gedanken zuführen. Der Körper reagiert sofort auf die Art unserer Bewegungen und auf die Gedanken, die gerade unseren menschlichen Geist beherrschen.

Es ist auch umgekehrt eine Tatsache: Wir können unseren menschlichen Geist beruhigen, wenn wir zuerst den Körper beruhigen, indem wir harmonisierende, positive Gedanken in uns hineindenken oder positive harmonisierende Worte in unser Inneres hineinsprechen. Auch kann eine bestimmte Körperhaltung eine bestimmte Geisteshaltung unterstützen. Sind wir nervös, so sollten wir uns aufrecht hinsetzen, unsere beiden Handrücken auf die Oberschenkel legen, bewußt und ruhig atmen, langsam und leise in unser Inneres hineinsprechen. Diese kleinen Übungen tragen zur Beruhigung und Aufbereitung des Körpers bei. Erst wenn wir ruhig und harmonisch empfinden, denken und uns bewegen, kann an und in uns die Heilkraft wirken.

Stellen wir uns unser Gemüt als die Oberfläche eines Sees vor, der von einem wilden Sturm gepeitscht wird. Stellen wir uns dann vor, wie sich plötzlich der Wind legt und die Wellen sich beruhigen, bis der See still und spiegelglatt daliegt. Auch auf eine solche Weise, mit solchen Gedankenverbindungen, können wir unser Gemüt besänftigen. Angespanntheit und innere Hektik lösen sich.

Insbesondere unserem Nervenbewußtsein sollten wir größte Beachtung schenken. Dieser Lebensbaum im Menschen ist entscheidend für Gesundheit oder Krankheit. Sind wir nervös, so sind unsere Nerven entweder überfordert, oder es liegt eine frühere Ursache vor, die eventuell auch karmisch bedingt ist. Bei nervöser Verkrampfung oder Unruhe kann trotz unserer Heilempfindungen oder Heilgedanken die Kraft Christi nicht verstärkt zum Fließen gebracht werden, da sie nur durch ein entspanntes Nervenbewußtsein in unseren Körper einströmt.

So ist jede Verkrampfung von Übel. Einerlei, woher sie auch kommt, ob durch falsche Gedanken oder durch Streß. Befindet sich unser Nervensystem in Disharmonie, so ist es der ewigen, harmonischen und harmonisierenden Kraft nicht möglich, den Menschen gemäß dem göttlichen Willen Hilfe, Linderung und Heilung zuteil werden zu lassen.

Möchte sich ein Mensch nun den Kräften des Geistes zuwenden und ihnen die Vorherrschaft in seinem Leben einräumen, so ist es wichtig zu wissen, daß sich dies nicht von heute auf morgen vollziehen kann. Von alten, tiefverwurzelten und eingeprägten Vorstellungen und Gewohnheiten können sich weder die Seele noch der Mensch in kurzer Zeit lösen.

Brauchen wir einen Arzt? Ein guter Arzt verbindet die medizinische und die geistige Therapie

So fragt wohl mancher, der die inneren kosmischen Kräfte in sein Leben einzubeziehen beginnt: Wozu brauchen wir unsere Ärzte, wenn in uns die Kraft zur absoluten Gesundheit liegt?

Für die meisten unserer Mitmenschen ist in der heutigen Zeit der Arzt notwendig, weil sich nicht jeder von heute auf morgen umstellen und einen so lebendigen Glauben entwickeln kann, der, wie Jesus sagte, „Berge zu versetzen vermag". Auf die Heilung übertragen heißt dies: wer solche Kräfte entwickeln kann, daß die Heilkräfte Christi von einem zum anderen Tag jede Unpäßlichkeit zu absorbieren imstande sind.

Entscheidend ist der Bewußtseinszustand des einzelnen. Solange wir uns immer wieder mit unserem Körper identifizieren und damit unsere Leiden bejahen, werden wir diese halten, oder wir werden neue schaffen. Wenn wir uns aber der Kindschaft Gottes bewußt werden, so erleben wir, daß wir nicht mehr jedem zeitlichen Geschick unterworfen sind.

Gott ist absolut. Er ist vollkommen und schuf nur vollkommene Wesen, also vollkommene Kinder.

Wenn wir also krank sind, wenn wir unter Nöten und Schicksalsschlägen leiden, ist nicht Gott der Urheber dieser Übel. Wir selbst verursachten sie durch unser falsches, gegensätzliches Verhalten in unseren Empfindungen, in unserem Denken, Reden und Handeln.

Wenn wir einen lebendigen Glauben entwickeln wollen, der uns ganz durchdringt, sollten wir frei sein von größeren Schmerzen. Wir sollten einen Arzt konsultieren, der uns auch hilft, unseren Glauben an die innere Macht, an Christus, zu verstärken und der uns auch hilft, positive Gedanken zu entwickeln.

Ist dann unser Nervensystem harmonisiert durch entsprechende Medikamente, insbesondere Naturheilmittel, sind unsere Schmerzen erträglich und ist unser Körper vitaler geworden, dann können wir damit beginnen, die positiven Kräfte zu entwickeln und den Glauben und das Vertrauen an Christus zu verstärken.

Wenn also der Arzt von außen hilft und der Mensch sich mit Christus verbindet und die positiven Kräfte entwickelt, so daß also positive Kräfte von innen strömen, dann kann in uns das, was gesetzmäßig ist, geschehen. Der Patient arbeitet nicht mehr gegen den Arzt, indem er sich ängstlich fragt, ob der Arzt ihm helfen kann, ob die Medikamente helfen und ob die Krankheit wohl heilt. Arzt und Patient arbeiten zusammen, um Gesundheit und Stabilität des Körpers zu erlangen.

Ist der Patient positiv eingestimmt, wird er auch den Medikamenten die entsprechende Heilwirkung zusprechen und sich somit für die positiven Kräfte öffnen.

Sind wir erst einmal weitgehend in Übereinstimmung mit den kosmischen Kräften, dann ist Gesundheit die Folge. Wenn aber, früher oder später, noch eine Seelenschuld ausfließen muß – das heißt, wenn der Mensch erkrankt, weil er in früheren Leben gegen die Gesetze des Herrn verstoßen hat, aber die Ursache jetzt erst zur Wirkung kommt –, was kann getan werden? Wo findet man einen erfahrenen Arzt, der die medizinische und geistige Therapie zu verbinden vermag?

Wir sollten uns immer zuerst an *den* wenden, der alle Dinge weiß, auch dann zum Beispiel, wenn wir vor der Entscheidung stehen, einen Arzt oder ein Krankenhaus aufsuchen zu müssen. Wer ernsthaft betet und immer wieder in die Meditation geht, um still zu werden, um Führung zu erlangen, der wird auch empfangen.

So können uns hilfreiche Gedanken gerade während des Stillewerdens, des Gebetes oder der Meditation einfallen und uns den nächsten Schritt zeigen – und damit oftmals über den Krankheitsverlauf entscheiden. Würden wir sie nützen, wie viel könnte uns geholfen werden!

Sowie sie sich unwohl fühlen, wenden sich manche Menschen schon an den Arzt, um zu erfahren, ob Herz, Magen, Lunge oder irgend ein anderes Organ in Ordnung sind. Daran ist zu erkennen, daß der Mensch noch gar nicht fähig ist, die in ihm schlummernden Heilkräfte zu aktivieren. Die Angst, eventuell krank zu sein, treibt viele Menschen erst in die Krankheit. Hört nun der Patient vom Arzt, die Lunge oder die Leber seien nicht in Ordnung, so macht er sich darüber Sorgen. Das Ergebnis ist, daß die Lunge oder die Leber noch mehr gestört werden, weil durch falsches Denken, durch Sorgen und Angst, diese Zellsysteme in ihrer Schwingung heruntertransformiert werden.

Unser Gedankenleben, das Bewußtsein des Menschen, hat einen gewaltigen Einfluß auf den Organismus. Wer sich einer ärztlichen Beratung und Betreuung unterzieht, der sollte sich geistig vorbereiten im Gebet und in der Meditation.

Es wäre aber Torheit, nur zum Arzt zu gehen, um sich dann über eventuell schwache Körperteile Sorgen zu machen. Viele gute Ärzte wissen um die Kraft der Gedanken. Sie wissen, daß in vielen Fällen die Patienten dahinwelken, sobald man ihnen sagt, welche Krankheit sie haben. Selbst der Tapferste verliert meist den Mut, wenn er erfährt, daß er Krebs hat. Deshalb sollte der Arzt gerade bei seinen Aussagen über die Diagnose sehr vorsichtig sein und im Menschen Hoffnung erwecken: nicht allein Hoffnung auf die Wirksamkeit „seiner" Medikamente und Apparate, sondern Hoffnung auf die Kraft *im* Menschen, Hoffnung auf das Selbstheilungssystem in jedem Körper.

Haben wir genügend Vertrauen in Gott, dann brauchen wir den Namen der Krankheit nicht zu erfahren. Oft verstärkt sich die Unruhe in uns, wenn wir um unsere körperlichen Störungen im einzelnen wissen. Aufregungen und Sorgen verschlimmern jedoch unseren Zustand. Gezielte Ängste binden uns an die Krankheit.

Wer es fertigbringt, sich vertrauensvoll in die Hände Gottes und eines guten Arztes oder Heilpraktikers zu übergeben, ohne unbedingt wissen zu wollen, welche Krankheit vorliegt, hat für seine Seele den größten Segen.

Heilung durch den Geist ohne Medikamente und pflanzliche Stoffe ist möglich

Heilung ohne Medikamente und pflanzliche Stoffe ist möglich durch den Geist Gottes.

Wer sich der allwirkenden Kraft, die auch die Heilkraft ist, öffnet, kann von ihr in zunehmendem Maße durchstrahlt werden und wird allmählich von der Einnahme jeglicher Drogen und Heilmittel frei. Da sich aber eine solche Entwicklung nicht von einem Tag zum anderen vollzieht, kann der Mensch nicht von heute auf morgen ohne Medikamente auskommen, an die er eventuell seit langem gewöhnt ist.

Wir können jedoch allmählich von pharmazeutischen Medikamenten zu Naturheilmitteln überwechseln. Dabei wird der Organismus langsam umgewöhnt. Diese Umstellung sollte jedoch von einem Arzt oder Heilpraktiker vorgenommen werden. Unsere gedankliche Einstellung und Ausrichtung ist auch hierbei entscheidend.

Wir sollten unserem Körper positive Gedankenwellen zusenden, die das in uns wirkende innere Licht, das Christuslicht, entfachen und verstärken und zum Leuchten bringen. So sollte die Umstellung der Medikamente von Allopathie auf Naturheilmittel mit unseren positiven Gedanken parallel gehen.

Nicht jedem Menschen ist es möglich, von einem zum anderen Tag ganz und gar positiv eingestellt zu sein. Wir erleben bei der Umstellung von gegensätzlichen, pessimistischen und zweiflerischen Gedanken zu positiven, aufbauenden und bejahenden Gedanken ebenso große und kleine Schwankungen wie bei einer Krankheit, die jeden Tag andere Symptome und Werte zeigen kann, oder wie bei der Umstellung von Allopathie auf Naturheilmittel.

Wir müssen uns immer neu bewußt werden, daß alles auf Schwingung beruht. So wie wir denken, so werden oder sind wir. Alles, worüber wir nachdenken, bestrahlen wir und bauen es damit auf, oder wir vergiften es durch unsere eigenen negativen, haßerfüllten, zweiflerischen Gedanken, durch Ärger und Abneigung.

Solche negativen Aspekte können auch die Wirkung der Medizin völlig blockieren und somit eine Krankheit verschlimmern. Wir können also mit unseren Gedanken die Medizin, die wir einnehmen, beeinflussen, sowohl die chemische als auch im besonderen die Naturheilmittel.

Wer sich von negativen Gefühlen befreit durch Gebet, christliche Meditation oder durch das Bemühen, den negativen Gedanken positive entgegenzusetzen, der wird allmählich frei von seinen niederen Gefühlen und Gedanken und nähert sich der Allharmonie. Er setzt damit immer mehr göttliche Energie frei, die die Medizin auf die entsprechende Schwingung bringt und sie somit lindernd und heilend wirken läßt.

Ein Heilmittel ist nicht, wie allgemein angenommen wird, eine Substanz, die nur eine bestimmte, z.B. chemische, Reaktion hervorruft. Es ist vielmehr auch ein gedanklicher Komplex, der verschiedenartige Wirkungen erzeugt, weil an ihm verschiedenartige Schwingungen haften, je nach Bewußtsein des Erzeugers, des Herstellers, des Arztes, der es verschreibt, und schließlich des Patienten, der es einnimmt. Jede dieser Schwingungen schlägt sich im Heilmittel nieder und wirkt sich in unserem Körper aus, der hierfür ansprechbar ist. Nehmen wir zum Beispiel hohe Potenzen, so sind auch alle Gedanken, d.h. alle unterschiedlichen Bewußtseinseinflüsse, entsprechend potenziert, die an der Herstellung, am Vertrieb und der Weitergabe an den Patienten beteiligt sind. Hohe Potenzen wirken bekanntlich auch auf unseren Geistleib, die Seele, ein. Das bedeutet, daß diese sodann die potenzierten, das heißt die verstärkten Bewußtseinseinflüsse aufnimmt und sich damit infiziert, sofern gleiche oder ähnliche Schwingungskomplexe, also Entsprechungen, in ihr vorliegen.

Deshalb ist es ratsam, das Medikament mit unserem aufbereiteten Bewußtsein zu bestrahlen, so daß es für das entsprechende Organ wirksam werden kann. Wir müssen erkennen, daß die Wirksamkeit aller Stoffe relativ ist. So kann in vielen Fällen das Medikament erst richtig wirksam werden, wenn der Patient dem Medikament bejahende Gedanken zuspricht, an die Wirksamkeit glaubt. Wer dem Medikament die rechte, gesetzmäßige Wirksamkeit zuschwingen lassen möchte, der muß zuvor seine Empfindungs- und Gedankenwelt verbessern, also positiv ausrichten. Alle Heilstoffe, ob chemisch oder pflanzlich, können vom Patienten positiv oder negativ bestrahlt werden.

Müssen wir also eine Medizin einnehmen, dann sollten wir dieses Medikament, diesen schwingenden Komplex, Gott anempfehlen und Ihn bitten, es entsprechend zu durchströmen, damit es ohne Nebenwirkungen den gewünschten Erfolg hat. Wir müssen jedoch auch gedanklich unsere Haltung ändern und somit auch unser Leben positiv gestalten.

Wenn wir unsere innere Haltung ändern, dann kann auch die Arznei positiv wirken. Wenn wir ein lauteres Leben führen, kann der Ewige, dem alles möglich ist, die schädigenden Substanzen durch uns, durch unsere positive Ausrichtung, neutralisieren und dem leidenden Organbewußtsein die entsprechende Schwingungszahl über das Medikament zuführen. Entsprechend unserer Denk- und Lebensweise wird das geschehen. So wie wir uns ändern, so wird sich die Schwingungszahl in Seele und Leib verändern.

Die Wirkung der Materie, also des Medikaments, entspricht dem Stand des menschlichen Bewußtseins. Je mehr dieses auf die materielle Welt ausgerichtet ist, desto mehr Arzneimittel werden wir zur Heilung von Krankheiten benötigen. Ist unser Bewußtsein jedoch zur Wahrheit erwacht, dann wirkt die Wahrheit, der Geist, in uns und heilt uns. Das heißt nicht, daß wir daneben keine Naturheilmittel zur Unterstützung unseres Körpers nehmen sollten, insbesondere dann, wenn eine größere Nervenschwäche vorliegt.

Angst zieht Katastrophen herbei –
Die atomare Strahlung wird zunehmen

Doch wie sieht es in unserer Welt aus?

Bisher sprach ich von der Einnahme der Medikamente. Verfolgen wir die Ereignisse und Geschehnisse in unserer Welt, die atomaren Versuche und die Unfälle an Atomreaktoren, die atomare Aufrüstung und die Lagerung von Atommüll, so müssen wir erkennen, daß die Radioaktivität im Laufe der Zeit zunehmen wird. Nicht nur die Unfälle in und an Atomreaktoren setzen Radioaktivität frei, sondern jeder Atommeiler, auch der, der „betriebssicher" ist, strahlt kontinuierlich Radioaktivität aus. Atomwaffen und Atommüll sind ebenfalls Strahlungsquellen von Radioaktivität. Also nicht nur jeder atomare Versuch setzt Radioaktivität frei.

Wir wissen, daß keine Energie verlorengeht, das gilt auch für die freigesetzte Radioaktivität. Durch Gedanken der Angst und der Ausweglosigkeit verstärken wir sie noch und lassen sie noch gefährlicher werden, als sie schon ist. Durch unsere Ängste und unsere Sorgen vor weiteren Atomkatastrophen ziehen wir sie herbei – und sie geschehen.

Wer kann den Menschen die Gedanken der Angst um ihren Körper nehmen? Wer kann den Menschen die Gedanken der Angst und Sorgen nehmen, daß eventuell weitere Katastrophen eintreffen und weitere Atomreaktoren leck werden? Menschen senden ihre Gedanken aus. Da Gedanken Kräfte sind, verursachen sie – zwangsläufig – das, was der Mensch gerade nicht möchte, wovor er Angst hat und worüber er deshalb spricht. Denn er denkt über die Gefahr nach, er spricht darüber und gerät dadurch in eine Erwartungshaltung, daß geschehen könnte, was er befürchtet. Er setzt damit also Energien frei, die sodann ihr Ziel erreichen, an den entsprechenden Stellen arbeiten und allmählich das Befürchtete bewirken. Der Mensch will es nicht, „erweckt" es aber mit seinen Gedanken und Worten. Indem er das Negative anspricht, stellt er das Positive in Frage. Er sendet seine Gedanken dorthin, wo die Gefahrenquellen sind, und trägt dadurch selbst dazu bei, daß das geschieht, was nur als Möglichkeit angelegt war, aber nicht in der Wirkung. Er läßt somit das, was als Möglichkeit angelegt war, zur Auswirkung kommen, weil seine Gedanken an der Stelle arbeiten, die er als die Gefahrenquelle ansieht: zum Beispiel atomare Anlagen, Waffendepots, Müllhalden oder Instanzen, die die Nutzung der Atomenergie befürworten.

Was der Mensch sät in Gedanken, Worten und Werken, das wird er ernten. Er erntet also auf irgendeine Weise die gefährlichen Atomstrahlen, die freigesetzt werden durch Unfälle, durch Abstrahlung, durch Versuche oder durch Atomkrieg.

Die Atomstrahlung ist das unsichtbare, schleichende Gift, der unsichtbare Tod, der die Atmosphäre verändert und stellenweise aufreißt. Die atomare Strahlung ist der unsichtbare, schleichende Tod in der Tierwelt. Sie vergiftet die Erde mit ihren Pflanzen, Kräutern und Früchten. Sie vergiftet den Menschen und läßt ihn unter Umständen lange leiden.

Der Mensch lebt von dem, was die Erde hervorbringt. Ist diese verstrahlt, ist jede Pflanze, jedes Kraut und jede Frucht zu einer negativen Strahlenquelle geworden, wovon soll sich der Mensch ernähren? Entweder er ißt, was die Natur hervorbringt, und infiziert sich mit der atomaren Strahlung immer mehr, oder er verhungert. Das gleiche gilt für das Trinkwasser, für die unterirdischen Quellen wie auch für die Meere.

Was kann da noch getan werden? Wo ist die Rettung? Wo ist das Heil?

Der Mensch wird erfahren und erleben müssen, was es bedeutet, nichts mehr in sich aufnehmen zu können, was nicht negativ ausstrahlt. Er wird sich damit mehr oder weniger abfinden müssen, daß durch die verschiedenen Ursachen auch die Ozonschicht in der Atmosphäre aufbricht, daß allmählich auch Hautkrankheiten und Verbrennungen zunehmen und der sogenannte Hautkrebs noch mehr auftritt.

Das kosmische Menschentum

Dieses jetzige Menschengeschlecht wird sich zurückbilden. An seine Stelle treten in ihrer Strahlung veränderte Menschen. Es ist das kosmische Menschengeschlecht, das in seiner Strahlung über der Strahlungsintensität dieser Erde und ihren heutigen Menschen steht. Die Metamorphose wird unmerklich vor sich gehen. Der kosmische Mensch ist in seiner Strahlung feiner und reiner. Solche Menschen werden in vielen Fällen überlebensfähig sein, weil sie schwingungsmäßig höher stehen als der bisherige materielle Mensch.

Aus den Trümmern menschlichen Denkens, Strebens und Handelns steigt der neue Mensch, das neue Leben, wie der Phönix aus der Asche hervor. Es ist das neue Menschentum für das neue Zeitalter. Menschen mit feiner und reiner Strahlung, Menschen, die sich kosmisch orientieren und die kosmischen Gesetze anwenden – die in der gesamten Natur, in jedem Tier und in jedem Stein, in sämtlichen Gestirnen Gültigkeit haben – werden die neue Erde, die gereinigte Erde besitzen.

Die kosmischen Gesetze sind das Leben in jeder Seele und in jedem Menschen. Es ist das ewige, universelle Gesetz, welches die kosmischen Menschen in rechter Weise anwenden.

So wie aus der Asche, aus dem menschlichen Zerfall, der kosmische Mensch aufsteht, in gleicher Weise, fast parallel, wird sich auch die gesamte Vegetation verändern. Die Atmosphäre wird immer durchlässiger. Vor allem wird die Ozonschicht um die Erde, welche die ultravioletten Strahlen abhält, immer dünner. Dadurch wird vieles verbrennen. Die Pole und

Meere werden aufgeheizt werden. Die klimatischen Verhält-
nisse werden sich ändern. Damit wird sich die Struktur unseres
gesamten Wohnplaneten verändern. Das bewirkt im Laufe der
Zeit in der Natur, im Tierreich, in und am Menschen große
Veränderungen. Das heißt: Wenn sich die Strahlung verändert,
wird sich auch das Leben verändern.

Die materiell orientierten Menschen werden durch Krankheiten, Verbrennungen, durch atomare Schäden und vieles mehr
hinscheiden. Auch die verstrahlten Naturreiche unterliegen
diesem gleichen Prozeß.

Aus diesem Sterben geht ein reineres, schöneres und üppige-
res Leben hervor. Eine höhere Strahlung löst die niedere,
negative Schwingung ab. Wer sich in höherer Strahlung befindet, wird vieles überdauern und eventuell sogar überleben –
allerdings durch einige gewaltige Erschütterungen hindurch,
die die gesamte Erde mit der Atmosphäre und das derzeitige
Menschengeschlecht heimsuchen werden.

Wo ist die Rettung? Wo der Erretter?

Die Errettung liegt in jedem Menschen selbst. Es ist der Geist
Gottes, die höchste Strahlung. Der Erretter ist also der Geist
unseres ewigen Vaters, der in jeder Seele und in jedem Menschen, im Stein, in der Natur und in jedem Tier wohnt.

**Wir müssen völlig umdenken und uns auf die höchste
Strahlung, auf Gott, ausrichten**

Da eine hohe Schwingung auf eine niedere einzuwirken
vermag, umgekehrt jedoch die niedere Schwingung nicht die
höhere Schwingung treffen und beeinflussen kann, so folgt
daraus, was zu tun ist. Damit will ich folgendes sagen: Die
menschliche Schwingung, alles, was wir Menschen ausgesandt
haben und aussenden, was zu unserem Weh und zu unserer

Vernichtung führt, ist eine negative Schwingung. Diese Schwingung kann niemals die göttliche Strahlung erreichen und sie mit all ihren gegensätzlichen Komplexen „anstecken". Negative Kräfte vernichten sich auf die Dauer selbst, weil der Geist Gottes, die hohe Strahlung, auch in jeder negativen Schwingung nur das Positive bestrahlt. Bekanntlich besteht Schwingung nur, wenn zwei Pole aktiv sind, wenn der negative und der positive Pol in Wechselwirkung stehen. Gott, die hohe Strahlung, bestrahlt nur das Positive, den Teil in der Schwingung, der die beiden Pole, Positiv und Negativ, in der gegenseitigen Wechselwirkung hält. Es ist die göttliche Strahlung für die materiellen Lebensformen. Fällt deren Schwingung ab und fließen weiterhin die positiven Kräfte, die hohe Strahlung, die hohe Energie, Gott, hinzu, dann gibt es in der Materie immer größere Spannungen. Das Menschliche, das Negative, das Ichbezogene, entfernt sich von der hohen Strahlung; es kann und will nicht mit den hohen Kräften in Kommunikation treten. Dadurch muß es zwangsläufig eine Absplitterung und, auf die Dauer gesehen, eine Umwandlung geben.

Bringen die Menschen durch ihr Tun immer mehr negative Energie hervor, also niedere Kraft, die auf das materielle Leben bezogen ist und auch auf alle materiellen Lebensformen störend und vernichtend einwirkt, dann wird die Spannung in der Materie immer stärker und findet keinen Kontakt mehr zur hohen Strahlung. Das bedeutet, daß im Laufe der Zeit eine Expansion im negativen Sinne erfolgen muß und im weiteren Verlauf eine Explosion als gewaltige Eruption. Das bedeutet „Massenverlagerungen", die wiederum auch eine vollkommene Veränderung in und auf der Erde hervorbringen.

Um diesem Geschehen entgegenwirken zu können, müssen sich alle Menschen ändern. Jeder Mensch muß sich allmählich der hohen Strahlung, Gott, angleichen. Er selbst muß sich der göttlichen Strahlung nähern und darf nicht erwarten, daß Gott

Seine Strahlung heruntertransformiert, also sich mit Seiner hohen Strahlung ihm nähert. Das bedeutet für jeden einzelnen Menschen ein völliges Umdenken, das auch ein entsprechendes Handeln zur Folge hat.

Jeder einzelne muß seine Verantwortung erkennen und bei sich selbst beginnen

Will der Mensch gesund leben, muß er Gott in allem sehen und erleben. Der Mensch muß die kosmischen Gesetze der selbstlosen Liebe, des Friedens und der Harmonie anwenden. Er muß in allen Lebensformen das Reine, Schöne, Gute und Edle sehen und vor allem Leben Achtung haben. Der Mensch soll nicht nur vom Leben, von Gott, sprechen, und daß dieses oder jenes getan werden müsse, um eine bessere Welt zu erlangen – jeder ist gerufen, zuerst bei sich selbst zu beginnen.

Lernt der Mensch umzudenken, gesetzmäßig zu denken und zu leben, wird er seine Strahlung erhöhen. Er wird sein Leben göttlich gestalten. Er wird nicht mehr Negatives und Zerstörendes denken und damit aufbauen, sondern mit seinem Nächsten, mit der Erde und den Naturreichen, Frieden halten.

Nur aus dem Menschen selbst, aus jedem einzelnen, kann Frieden kommen – wenn er sich bemüht, selbstlos zu denken und zu leben und vor dem Leben Achtung zu haben.

Jeder Mensch wirkt bestimmend nicht nur auf sein eigenes Leben und auf das seiner Mitmenschen ein, sondern auch auf die Erde und auf alles, was die Erde hervorbringt. So ist jeder für sich selbst, für sein Denken und Handeln verantwortlich und darüber hinaus für alle Menschen, für den Wohnplaneten Erde und dessen Atmosphäre.

Es heißt also nicht: Der Nächste soll sich ändern, Kirche und Staat müssen sich ändern.

Ändern muß sich jeder einzelne. Dann erst strahlt er positive, aufbauende Kräfte aus und wirkt in der Gemeinschaft mit vielen Gleichgesinnten auch positiv auf die Mitmenschen ein, die noch im Schatten des materialistischen Denkens stehen. So wirkt er auch auf die Erde ein, von der er ein Teil ist.

Jesus sagte: „Was du dem geringsten Meiner Brüder antust, das tust du Mir an".

Gott ist alles in allem. Was wir also unserem Nächsten zufügen, auch den Naturreichen, das fällt auf uns selbst zurück.

Wollen wir in der Schwingung unserer Seelen- und Körperstruktur angehoben werden, dann müssen wir uns auch emporheben lassen, indem wir unsere Gesinnung ändern. Empfinden, denken, reden und handeln wir positiv, beginnen wir, ein selbstloses Leben zu führen, unseren Nächsten zu achten, ihn zu lieben, ihm Gutes zu tun, das Leben der Erde und die Naturreiche zu schätzen, dann werden wir uns mit Hilfe der Christuskraft in unserer Schwingung verfeinern und emporheben.

Die Rettung ist die höchste Strahlung, Gott in uns – Unser entwickeltes Bewußtsein wird uns führen

Uns wird immer mehr Gotteskraft, die feinste Strahlung, zustrahlen. Sie wird unsere Seele anheben und unsere Zellen, Organe, Muskeln, Drüsen und Hormone stärken, ja den gesamten Organismus in eine höhere Strahlung führen. Wenn uns somit höhere Kräfte durchstrahlen und führen, bekommen wir immer mehr Abstand von den niederen, negativen Schwingungen.

Unsere positive, hohe Seelen- und Körperstrahlung wirkt sich sodann auch positiv auf die Naturheilmittel und Medikamente aus. Dadurch wird es uns auch möglich, uns vor vielen

Gefahren zu schützen, die viele Menschen und auch die Erde heimsuchen werden.

Auf diese Weise wird das neue Menschentum entstehen. Aus dem Negativen entsteigt das Positive. Aus dem auf Vergängliches, auf die Materie bezogenen Geschlecht entsteht das geistige Geschlecht der gottbewußten Menschen.

Der Retter in aller Not und Gefahr ist die höchste Strahlung: Gott in uns.

Deshalb muß es in Zukunft heißen: Willst du den größten Gefahren entrinnen, willst du Heilung durch den Geist erlangen, willst du aus Ängsten und Zwängen Befreiung finden, dann sollen dies deine Losungsworte sein, die dir die Lösung bringen: Näher, mein Gott, zu Dir!

Wir wollen Gott näherkommen. Beginnen wir also gleich! Wir lassen Wellen der Dankbarkeit zu Gott und der Freundlichkeit zu allen Menschen durch unser Inneres schwingen.

Versuchen wir also – anstatt über unsere Krankheit zu klagen – Gefühle der Dankbarkeit zu Gott und der Freundlichkeit zu unseren Mitmenschen zu entwickeln. Durch Dankbarkeit und Freundlichkeit schwinden seelische Spannungen und wächst die physische Widerstandskraft, weil höhere Schwingungen uns vermehrt durchfluten.

So müssen wir uns bemühen, durch ein lauteres Leben, durch Gebet und Meditation, durch positive Gedanken und Handlungen unser Bewußtsein auf eine höhere geistige Ebene in die feine, hohe Strahlung Gottes zu erheben. Dann werden sich auch die äußeren Krankheitsbilder wandeln, und wir werden Licht in das lichtarme Leben vieler Menschen bringen.

Wenn wir in der Selbstkontrolle und Verwirklichung leben und sich unser Bewußtsein richtig entfaltet, wird es uns zum Beispiel zu einem Arzt leiten, der das Richtige für uns tut. Ein andermal mag es uns den Weg zur Genesung zeigen, ohne daß wir einen Arzt hinzuziehen müssen. Ein weitgehend entwickel-

tes Bewußtsein kann uns auch an einer Gefahrenzone vorbei-
führen, in der sich ein großes Unglück anbahnt. Oder das
entwickelte Bewußtsein, in dem zunehmend die ewige Christuskraft wirkt, bringt uns dazu, Vorbereitungen und Pläne zu
ändern, so daß wir oder andere vor Schaden bewahrt bleiben.

Wenn unser Bewußtsein im Bewußtsein Gottes, in der feinen
Strahlung, schwingt, ist es Gott auch möglich, uns entsprechend Seinen Gesetzen zu führen. Das hohe Bewußtsein ist
dann in allen Dingen, in den großen und in den kleinsten, der
Führer unseres Lebens.

Wenn wir beispielsweise vor einem Angebot von Nahrungs-
mitteln stehen, werden wir keinen Appetit auf solche Nahrung
haben, die unserer Konstitution nicht zuträglich ist oder sogar
schädliche Stoffe, also Gift, enthält.

Es liegt also ausschließlich an uns, an unserem eigenen Empfinden, Denken und Handeln. Wir müssen unser wahres Selbst
in Übereinstimmung mit dem ganzen Universum bringen.
Dann wird uns die Führung durch die Kraft Gottes, durch die
Christuskraft gegeben. Wir erlangen Gesundheit und Wohler-
gehen und finden in die schützende feine Strahlung Gottes.

Wir sind Kinder Gottes –
Wir besitzen in uns die Quelle der Kraft und Gesundheit –
Wir müssen die negativen Gedanken aus unserem Be-
wußtsein verbannen

Aus unseren Gedanken muß das Bild von Krankheit, Proble-
men, Angst, Sorgen und Not verschwinden. Unser ganzes
Bemühen soll dahin gehen, daß wir diese menschlichen
Aspekte, wie beispielsweise Krankheit, nicht mehr als etwas
ansehen, das geheilt werden soll. Wir stellen uns mit unserem
Denken und Glauben vor, daß Krankheit und andere Übel

nicht existieren! Statt auf Krankheit, Sorgen, Schwierigkeiten, Probleme und dergleichen fixiert zu sein, bejahen wir Gesundheit, Freude, Harmonie, Zufriedenheit und Glück!

Wir sollten uns einmal die Zeit nehmen – ohne Rücksicht auf das äußere Erscheinungsbild, ohne Rücksicht darauf, wie schlimm eine Krankheit oder eine Infektion zu sein scheinen – über die vollkommene Gotteskraft, über die feine Strahlung, über die Wirklichkeit, die hinter den Schatten von Krankheit, Leid, Not und Sorgen liegt, zu meditieren. Dadurch gelangen wir in einen höheren Schwingungsbereich, in feinere Strahlung. Entsprechend diesem Schwingungsbereich wird sich sodann das Krankheitsbild ändern.

Jeder von uns ist seinem wahren Wesen nach ein Träger göttlichen Lebens, ein Kind des Allerhöchsten. Dem Ursprung nach sind wir göttlich. Die Fülle unseres wahren Wesens ist Gesundheit, Friede und Glückseligkeit.

Meditieren wir über die Worte: Wir sind Kinder Gottes, die die gesamte Fülle der Unendlichkeit besitzen, Gesundheit, Frieden und Glück.

Wir sollen uns also Gott, der ewigen Kraft und Fülle, zuwenden. Wir sollen nicht über unsere Krankheiten und Schicksalsschläge sprechen. Wir sollen nicht klagen oder uns überlegen, welche Medizin wir wohl heute ausprobieren könnten. Denn so, wie wir uns den Krankheiten und deren Ursachen zuwenden, tragen wir dazu bei, daß neue Symptome auftreten und sich weitere Krankheitskeime bilden.

Wir müssen es ablehnen, solche negativen Vorstellungen überhaupt in unser Bewußtsein eindringen zu lassen. Sobald wir diese „Irrtümer" beseitigt haben, kann der vollkommene Zustand der Wirklichkeit in Erscheinung treten, da wir ja im Besitz des wirklichen Selbst sind. Wir sind in jedem Augenblick Kinder Gottes. Jede noch bestehende Gegensätzlichkeit müssen wir ausschalten, damit die Lebenskraft wirken kann.

In unserem Leben darf es auch keinen Haß geben. Unser Nächster soll uns Freund und Bruder sein. Jede unruhige Gemütsbewegung müssen wir ausschalten, dann erlangen wir den Zustand des Friedens. Im Frieden heilen Seele und Mensch.

Wie materielle Körper sich beim Fall nach dem Gesetz der Schwerkraft verhalten, so besteht im Bereich der Gedanken das Gesetz der Anziehungskraft.

Werden wir uns doch darüber klar, daß Krankheit nichts anderes ist als die Manifestation unserer Gedanken!

Was wir also durch Gedanken anziehen, das fällt gleichsam in uns hinein, da in uns Gleiches oder Ähnliches vorliegt. Es heißt: Gleiches zieht Gleiches an.

Was ist eigentlich Krankheit? – Krankheit beruht auf falschem Denken

Was ist eigentlich Krankheit? Man kann sie mit den Wolken vergleichen. Der Wasserdampf steigt von der Erdoberfläche auf und verdichtet sich zu wolkigen Gebilden. Die Wolken versperren uns die Aussicht auf die Sonne.

Auf ähnliche Weise steigen aus der Seele des Menschen die Ursachen als Wirkungen auf, nehmen in uns die Gestalt von Krankheit an. Sie verkrampfen das Nervensystem, wodurch sich die Geistkraft verringert, die helfend, heilend und aufbauend ist.

Erkennen wir doch: Wie sehr auch die geistige Sonne, der ewige Geist, für uns durch Wolken verdeckt sein mag – die Sonne selbst, der Geist, ist davon nicht betroffen! Die Wolken bilden eine Umhüllung der Seele, einen Schleier. Der Geist selbst bleibt davon unberührt.

Krankheit beruht auf falschem Denken.

Was wir denken, das formiert sich, weil jeder Gedanke

Energie ist. Die Formierung der Gedanken, die Summe also unserer Gedanken, wirkt auf Seele und Leib ein.

Fürchten wir uns vor Krankheit, dann bejahen wir sie. Sprechen wir von Krankheit, dann bejahen wir sie. Wir schaffen also einen Gedankenkomplex, der Krankheit heißt.

Wenn wir aber wissen, daß keine Energie verlorengeht, und wir senden aus Angst und indem wir über Krankheiten sprechen, Energien der Krankheit aus, so ziehen wir das, was wir aussenden, wieder an. Es nimmt auf uns Einfluß. Wir belasten unsere Seele und unseren Körper: wir erkranken.

So können wir sagen: Unsere Krankheiten sind manifestierte Gedanken, unsere eigenen Gedanken, nicht die Gedanken unseres Nächsten.

Fürchten wir uns vor Viren und schädlichen Bakterien, dann ziehen wir Viren und schädliche Bakterien an. Fürchten wir uns vor dem, was sie auslösen können, dann nehmen sie auf uns Einfluß und bewirken Gleiches oder Ähnliches in unserem Körper.

Wovor wir uns fürchten, das wird dann in uns Wirklichkeit.

Ängste und Sorgen sind mangelndes Gottvertrauen. Mangelndes Gottvertrauen heißt aber: in uns fließt auch nur wenig Geistkraft. Verstärken wir noch unsere Befürchtungen und unsere Sorgen durch die Bejahung der Sorgen, dann verringert sich die Geistkraft immer mehr, so daß es uns an Energie mangelt. Das bedeutet, daß wir energiearm sind oder es immer mehr werden, je nachdem, wie oft wir über unsere Sorgen nachgrübeln, über unsere Krankheiten nachdenken.

Mangelnde Geistenergie ist Schwächung der Seele und des Leibes. Die Folge ist, daß das, wovor wir uns fürchten, auf uns Einfluß nimmt.

Wir infizieren uns mit unseren eigenen Gedanken der Furcht, der Sorgen, mit unseren eigenen Gedanken an Krankheit, Not und Schicksalsschläge. Fürchten wir uns vor Viren und schädlichen Bakterien, dann ziehen wir sie an und können uns damit infizieren.

Krankheit beruht auf falschem Denken.

Früher oder später müssen wir erfassen und lernen, daß wir Kinder Gottes, kosmische Wesen, sind. Gott schuf unser innerstes Wesen, unseren Geistkörper, absolut rein und frei.

Gott kennt keine Krankheit. Er ist absolut.

Sind wir als reine Wesen aus Ihm hervorgegangen, dann sind wir in Gott, absolut, also rein, frei und somit vollkommen.

Treten wir aus der Absolutheit, aus dem absoluten Gesetz der Liebe und Harmonie heraus, dann prägen wir unser Leben. Wir alle traten und treten aus dem Gesetz Gottes durch unser falsches Denken und Handeln heraus. Unsere falschen Denkmuster wirken auf uns ein, prägen uns und zeichnen uns. Das heißt, wir werden selbst unser eigenes Denkmuster. Unsere Denkmuster können die verschiedensten Ängste oder Sorgen der verschiedensten Art sein. Die Angst vor einer Krankheit bewirkt um und sodann in uns das Erscheinungsbild dieser Krankheit. Es entstand, weil wir uns aus der Absolutheit durch falsches Denken herausbegeben haben.

Im Geiste existiert keine Krankheit. So muß sie von uns selbst geschaffen worden sein. Das falsche Erscheinungsbild ist unser Wesen. Es ist ein manifestierter Gedankenkomplex in unserem Körper. Dieser Gedankenkomplex wirkt in dem Maße auf uns ein, wie wir selbst ihm die Möglichkeit dazu geben durch immerwährende Gedanken an die Krankheit und durch die Angst vor der Krankheit.

Anhebung des Bewußtseins und Verbindung mit dem Wesenskern ermöglicht Heilung durch den Gottesgeist – Positive Programmierung der Familie

Mit positiven Gedanken allein können wir keineswegs schwere Krankheiten vertreiben. Sie bereiten jedoch unseren Körper für die Heilwellen des Geistes auf, wenn wir sie in unser Inneres hineindenken und unseren Zellen und Organen zusprechen. Was wir denken, sollten wir jedoch mit unseren Empfindungen und Gefühlen bejahen. Mit anderen Worten: Gedanke, Empfindung und Gefühl sind eines Willens.

Unser reines Sein, der Wesenskern der Seele, bildet mit der Krankheit keine Einheit. Wir müssen durch positives Denken, durch Gedanken des Heil-Seins, unser Bewußtsein erweitern und anheben, so daß es mit dem Wesenskern der Seele, mit dem absoluten Geist, in eine stärkere Kommunikation treten kann. Daraus ergibt sich ein verstärktes Strömen des Geistes, der sodann das Heil in der Seele und die Heilung im Körper bewirkt.

So ist es dem Geist Gottes in uns möglich, die Krankheit aufzulösen und zum Verschwinden zu bringen, ähnlich, wie es die Sonne mit den Wolken macht. Wir jedoch müssen den ersten Schritt tun: Wir müssen unser Bewußtsein erweitern und anheben und in verstärkte Kommunikation mit dem Wesenskern, mit dem Göttlichen in uns, treten.

Oftmals bemüht sich der Mensch um die Kraft der inneren Heilung, indem er durch Gebet, Meditation, durch positives Denken und gezielte Ernährungsweise nach innen strebt, wo die Quelle des Lebens fließt. Trotzdem gelingt es ihm nicht ganz, in die Schwingungssphäre zu gelangen, in der Heilung durch den Geist Gottes möglich ist. Fühlen wir uns einigermaßen in Harmonie, sind unsere Gedanken weitgehend positiv und fühlen wir trotz alledem, daß wir uns bewußtseinsmäßig nicht anheben, dann sollten wir in uns blicken.

Wir sollten dann unsere Familie betrachten, ob nicht innerhalb der Familie Zwistigkeiten, Streit, Ärger, Haß oder andere Mißklänge bestehen. Solche störenden Impulse können sich auf den nach innen gekehrten Menschen auswirken. Sie können ihn hindern, in die Harmonie zu gelangen, in der es möglich ist, in einen verstärkten Kontakt mit dem inneren Arzt und Heiler zu treten. Ist die Familie unharmonisch, so empfiehlt es sich, daß der Kranke sich selbst bemüht, Harmonie in die Familie hineinzutragen.

Leicht einprägsame Sätze, die als Bewußtseinsstütze dienen, können dabei behilflich sein. Sie lauten: „Meine Familie besteht aus Kindern Gottes." „In meiner Familie von Kindern Gottes kann nur Vollkommenheit und Harmonie herrschen." „Das Bewußtsein jedes einzelnen ist erfüllt von Frieden und Liebe." Programmieren wir uns mit diesen Gedanken und senden diese positiven Gedankenwellen in die Familie, dann kann sich vieles ändern, natürlich entsprechend dem Bewußtseinsstand jedes einzelnen – wie nahe er Gott ist oder wie weit er noch vom Ewigen entfernt ist.

Gedanken sind Kräfte – sowohl die positiven als auch die negativen!

Haben wir doch Geduld und Verständnis und vertrauen darauf, daß sich auch innerhalb der Familie eine Wandlung vollzieht! Sehen wir den Nächsten als einen Teil von uns! Dann ist es uns auch möglich, ihm Verständnis und Toleranz entgegenzubringen und die Liebe, die so manche seelische Wunde heilt.

Wir müssen umdenken – Die Bejahung unseres wahren Seins fördert die Gesundung – Geistige Heilung ist ein Prozeß des Freiwerdens von Übeln, die wir selbst verursacht haben

Wir sollten es uns bewußt machen und uns so programmieren: Gott, unser Herr, schuf keine Krankheit. Daher gibt es in Seiner Wirklichkeit auch keine Krankheit. Wir sollten also nie denken, wir sind krank. Lassen wir das Gefühl der Krankheit fahren und denken wir uns Gesundheit zu! Dann erwacht unser Zellbewußtsein und schenkt uns überaus reichlich Kraft und auch Frieden.

Wer Heilströme erbittet, muß sein Denken auf die Heilkraft, auf die Wahrheit, richten und sich bewußt werden, daß er ein Kind Gottes und daher eine geistige Wirklichkeit ist.

Wenn wir die dichten Wolken der äußeren Erscheinungswelt durchdringen und unsere geistige Natur erfassen, können wir mit voller Überzeugung sagen: „Ich bin ein Kind Gottes".

Damit wir fähig werden, positiv zu denken und Gedanken der Gesundheit zu entwickeln, dürfen wir uns nicht als physische Wesen sehen. Menschsein birgt Unbeständigkeit, Anfälligkeit gegen Krankheit und Zerstörung in sich. Wir sollten uns im Gegenteil als ein ewiges, unzerstörbares Wesen erkennen, das in Gott, seinem Herrn und Vater, erblühen darf.

Mag unser gegenwärtiger Zustand noch so kritisch, mag der Mensch noch so geschwächt sein, das alles ist nicht das Wesentliche. Es ist nur eine äußere Erscheinung. Die äußere Erscheinung ist ein Schattenbild, und Schattenbilder sind nicht dasselbe wie Wirklichkeit.

Was aber nicht wirklich ist, ist Irrtum. Irrtum läßt uns Dinge als Wirklichkeit hinnehmen, die keine reale Existenz besitzen. Was also nicht wirklich existiert, ist nicht existent.

Wir müssen vollkommen umdenken lernen und unsere Empfindungen und Gedanken auf die Gesetze des Lebens ausrichten.

Dann gelangen wir zur Wahrheit, zu Gott in Christus, der uns frei macht. Wir müssen unser Denken von dem Übel abwenden, das uns gedanklich oder körperlich plagt, und uns bemühen, bejahende und aufbauende Gedanken zu haben, die die Gesundheit fördern. Denken wir Gedanken der Gesundheit!

Wenn wir erkennen und anerkennen, daß Gott unser Leben ist, kann nichts existieren als Gott. Lassen wir also Gott in uns manifest werden durch Bejahung des Göttlichen! Die negativen Gedankenkomplexe werden weichen, und in uns wird es heller, harmonischer und freundlicher.

Krankheit ist ein Übel. Gott schuf keine Übel. Deshalb bestehen sie auch nicht. Wenn sie auch im Äußeren, im Materiellen, vorhanden sind, so haben sie doch in Gott, in unserem wahren Sein, keine wirkliche Existenz.

Deshalb sollten wir unser wahres Sein bejahen: Gott hat das absolute, reine Geistwesen, den Geistkörper mit all seinem Licht und seiner Kraft – der in uns ist – geschaffen.

Wir dürfen also die Existenz der Krankheit nicht bejahen, sonst verleihen wir dieser Erscheinung eine Kraft und ein Beharrungsvermögen, das sie von sich aus nicht besitzt.

Was im Geistigen, in der wahren Realität, nicht existiert, sollte der Mensch nicht akzeptieren. In der Wahrheit, in der geistigen Realität, ist alle Kraft. Diese Kraft sollten wir bejahen!

Wir müssen also umdenken lernen.

Erst wenn die Menschheit, das heißt jeder einzelne, lernt umzudenken, erblüht die Menschheit durch die Kraft Gottes. Sie gesundet, ist glücklich, freudig, friedvoll und harmonisch.

Geistige Heilung, also Heilung durch den Geist Gottes in uns, ist ein Prozeß des Freiwerdens von Übeln, die wir selbst verursacht haben.

Der Geist, Gott, kann jedoch nur dort verstärkt wirken und zur Befreiung führen, wo der Mensch selbst die notwendigen Bedingungen geschaffen hat.

Die wesentliche Voraussetzung ist, daß der Mensch sich *dem*, der das Leben ist, zuwendet. Der Mensch muß umdenken und an die Stelle der negativen, ziellosen und grüblerischen Gedanken nun positive und zielbewußte, aufbauende und fördernde Gedanken setzen.

Das wahre Beten birgt die Erfüllung in sich

Den unmittelbaren Ausdruck der Verbindung zu Gott stellt das Gebet dar. Unsere Gebetsgedanken haben aber nur dann besondere Kraft, wenn wir das, worum wir bitten, auch im täglichen Leben verwirklichen.

Bitte ich um Gesundheit, so muß ich mich auch in meinem Leben bemühen, Gedanken der Gesundheit – und nicht der Krankheit – in mich hineinzudenken, um mich so für die Heilwellen aufzubereiten.

Bitte ich im Gebet um Frieden und Harmonie, so muß ich mich selbst bemühen, in meinem Nächsten das Gute zu sehen und seine positiven Eigenschaften zu bejahen. Ich darf nicht über ihn negativ reden.

Was ich aussende, kommt auf mich zurück! Wünsche ich meinem Nächsten Frieden und Harmonie und sehe ich ihn im Lichte der Gottheit, also positiv, dann fällt das, was ich ausgesandt habe – Friede und Harmonie – wieder auf mich zurück. Ich *werde*, worum ich im Gebet gebeten habe.

Wünsche ich, geliebt zu werden, muß ich mich zuerst bemühen, meinen Nächsten zu lieben. So, wie ich bin, sende ich aus. So, wie ich aussende, kommt es als Echo auf mich zurück.

Deshalb müssen wir umdenken.

Rechtes Beten ist immer auch zugleich rechtes Leben. Es birgt die Erfüllung unseres Lebens in sich und ist für uns Menschen von größter Bedeutung.

Richtig beten heißt richtig leben.

Richtig beten heißt, die Gesetze Gottes erfüllen, unserem Nächsten vergeben, ihn lieben und selbst unserem unerbittlichen Feind gute, positive und liebende Gedanken senden.

Das ist gelebtes Gebet. Das findet Einlaß in unser Inneres und öffnet unser Bewußtsein für die Heilwellen Christi. Wer in dieser Weise von Herzen beten kann und Gott um Kraft und Hilfe bittet, wird auch empfangen.

Wenn jedoch die Erhörung nicht augenblicklich erfolgt, so verlieren die meisten Menschen den Glauben an Gott und beklagen sich über den ausbleibenden Erfolg ihres Gebetes. Auf diese Weise pflügen sie die Saat wieder hinweg, die sie zuvor glaubensvoll in den fruchtbaren, schöpferischen Boden gebracht haben.

Wir müssen uns dessen bewußt sein, daß ein aufrichtiges und wahrhaftiges Gebet, ein Gebet, das gelebt wird, in der Welt der Wirklichkeit bereits erfüllt ist.

Wahres und aufrichtiges Beten führt zwangsläufig zur Erfüllung, weil das Bejahte und Gelebte in der Innenwelt bereits vorhanden ist.

Gott, unser Vater, ist die Fülle. Er legte in uns die gesamte Schöpfung. Somit ist in uns alles enthalten.

Wir sollten erkennen: Die Ernte existiert bereits im Samen, wenn sie auch für die physischen Augen noch nicht erkennbar ist. Wenn wir den rechten Samen mit den rechten Gebetsgedanken und mit lebensbejahenden Kräften begießen, so empfangen wir.

Ein so gelebtes Gebet folgt aus dem tiefen Glauben und dem Vertrauen in Gott, unseren Herrn, und in unseren Erlöser, Christus.

Wenn wir wissen, daß in unserem Inneren das Gewünschte bereits vorhanden ist, so liegt es doch einzig an uns, diese Kräfte zu entfalten durch positives Denken und Leben!

Gott besitzt auch die Eigenschaft der Geduld. Wir meinen, wenn wir heute beten, so sollte am nächsten Tag oder in einer Woche der in uns liegende Same keimen und die Ernte sich anzeigen. Wir dürfen nicht erwarten, daß das, worum wir bitten, sich vor unseren Augen sofort verwirklicht.

Gott allein weiß, was für unser Seelenheil gut ist –
Nur die gute Saat bringt eine gute Ernte –
Liebe ist die höchste Macht und unser wahres Wesen

Jede Erwartungshaltung Gott gegenüber ist Zweifel.

Wir sollten nicht erwarten, sondern gewiß sein, daß wir im Inneren schon empfangen haben! Damit es sich im Äußeren zeigt, sollten wir das feste Vertrauen entwickeln: Gottes Liebe ist uns nahe, Gott ist da. Er kennt uns. Wir selbst kennen uns kaum. Er weiß, was gut für uns ist. Wir wissen es nicht, denn wir kennen nicht die Belastungen unserer Seele.

Alles dient dem Wachstum unserer Seele. Deshalb sollten wir von Gott nie etwas fordern, sondern Ihn bitten. Er allein weiß, was für unser Seelenheil gut ist.

Üben wir uns also in der Geduld, indem wir unseren Körper für die Heilwellen aufbereiten. Wir können die höchsten Segnungen erst erlangen, wenn wir dafür reif geworden sind durch ein entsprechendes gottgewolltes Leben. So müssen wir erkennen: Auch Leiden ist für den Fortschritt der menschlichen Seele notwendig, bis sie eine gewisse, hohe Stufe erreicht hat.

Leiden kann auch das Ausfließen einer noch bestehenden Seelenschuld sein. Dann kann es vom Geist Christi, dem inneren Arzt und Heiler, nicht vollkommen getilgt, höchstens gelindert werden. Erst für den, der eine bestimmte Höhe der Entwicklung erklommen hat, besteht keine Notwendigkeit mehr zum Leiden.

Um aus dem leidvollen Leben herauszufinden, sollten wir uns täglich überprüfen:

Was sprechen wir? Sprechen wir schlecht über andere? Sprechen wir freundlich über andere? Sind wir pessimistisch oder optimistisch? Sprechen wir über Alltäglichkeiten, die unwesentlich sind? Sprechen wir über Gewinn, Reichtum oder über geistigen Fortschritt?

Wir müssen erkennen, daß die Antworten, die wir uns darauf selbst geben, entscheidend sind für den Gang unseres Lebens und unser weiteres Schicksal.

Wenn wir uns darüber klar werden, daß wir die Früchte eines jeden von uns gesprochenen Wortes ernten, werden wir in Zukunft sicherlich darüber wachen, was wir empfinden, denken und reden. Positive, liebevolle Gedanken und Worte sind wahre Gebete. Scharfe, böswillige Worte schädigen nicht nur andere; sie schlagen zurück auf unser eigenes Leben und auf unsere Gesundheit. Liebevolle Worte dagegen, welche die erregten Gemüter anderer besänftigen und beglücken, fördern auch die eigene Gesundheit und unser eigenes Lebensglück.

Schon in der Bibel steht: Was du säst, wirst du ernten. Deshalb sollten wir eine gute Saat in den Acker unseres Lebens bringen. Wir werden dann auch gute Früchte, zum Beispiel Gesundheit und Lebensglück, ernten.

Wie oft sagen wir: Unsere Gebete wurden nicht erhört. Nun, woran liegt das? Wir müssen uns klar werden, daß das Gesetz von Ursache und Wirkung überall gilt. Manche meinen: Beten ist weniger aufwendig und erfordert weniger Mühe als mich selbst zu opfern oder mich für andere anzustrengen. Ein nur dahingesprochenes Gebet ist allerdings bequemer. Es bewirkt aber wenig in unserem Inneren. Es trägt auch nicht zur Gesundung und zur Harmonie, zu Glück und Freude bei. Es ist kein gelebtes Gebet.

Wer sein Gebet nicht zum Leben erweckt, indem er es durch sein lebendiges Tun aktiviert, kann auch niemals empfangen.

62

Wir alle müssen früher oder später erkennen, daß nur der eine gute Ernte hat, der auch einen guten Samen in den Acker des Lebens gebracht hat.

Dies alles ist notwendig, um geistige Heilung zu erlangen:

Wir müssen allmählich von unseren niederen Empfindungen und Gedanken frei werden.

Wir müssen uns täglich mehr bewußt werden, daß wir kosmische Wesen, Kinder Gottes, sind.

Wir müssen lernen, um Vergebung zu bitten und unserem Nächsten zu vergeben.

Erlernen wir das schrittweise, werden wir die innere Freiheit spüren, das Losgelöstsein von Gegensätzlichem. Das Gegensätzliche möchte uns herabziehen und uns an Menschliches wie Haß, Neid, Feindschaft und dergleichen binden. Die ehrliche Absicht, unseren Nächsten um Vergebung zu bitten oder ihm zu vergeben, ist schon der erste Schritt. Es ist der gute Wille, die Bereitschaft, es ganz zu vollziehen.

Damit wir von Gedanken des Hasses oder der Feindseligkeit frei werden und uns mit Liebe füllen können, sollten wir uns jeden Morgen und jeden Abend fünf Minuten in ein stilles Zimmer oder in eine stille Zimmerecke zurückziehen. Dabei sollten wir folgende Sätze in unser Inneres hineinempfinden, hineindenken oder hineinsprechen: „Ich bin ein Kind Gottes. Möge die Liebe mein Herz erfüllen! Ich will nicht hassen und auch keine Feindseligkeit in mir tragen. Ich liebe den, der mir nicht gut gesinnt ist."

Ist es uns möglich, immer selbstloser Liebe zu geben, wird auch mit der Zeit Liebe auf uns zukommen.

Wer Liebe sät, wird Liebe ernten. Das ist eine Gesetzmäßigkeit des Geistes: Was wir aussenden, werden wir auch empfangen.

Die Liebe jedoch muß nicht nur wie ein lauer, säuselnder Wind sein. Sie kann auch der Ernst sein, in dem der Mensch sagt, was aus dem Gesetz notwendig ist. Liebe ist Aufklärung. Liebe ist, wenn meine Empfindungen, Gedanken und Worte selbstlos sind. Das ist Liebe.

Was wir also aussenden, fällt auf uns zurück. Es wird in uns Wurzeln fassen und uns entsprechend heimsuchen. Deshalb bedarf es eines lauteren, selbstlosen Lebens, um heilende Kräfte empfangen zu können.

Liebe ist die höchste Macht im Kosmos.

Liebe ist unser wahres Wesen.

Möge jeder von uns wieder diese höchste, kosmische Kraft erlangen, die Liebe, damit er zum Gedeihen und Fortschritt der Menschheit und der einzelnen Menschenseele beitragen kann.

Das wünsche ich allen meinen Mitmenschen von ganzem Herzen.

Gott zum Gruß

Gabriele

Informationen

Universelles Leben

Wir leben in einer Zeit größter Veränderungen. Viele geistig aufgeschlossene Menschen spüren, daß eine entscheidende Phase der Menschheitsgeschichte unmittelbar bevorsteht. Die jahrtausendelange Nichtbeachtung der göttlichen Gesetze, der Zehn Gebote und der Bergpredigt wird sich auswirken. Kriege, Naturkatastrophen und Chaos sind angesagt.

Christus möchte uns vor dem Schlimmsten bewahren. Christus verläßt die Seinen nicht. Er hat mit dem UNIVERSELLEN LEBEN ein Werk aufgebaut, durch das Er, der Sohn des Allerhöchsten, alle Menschen leiten möchte. Er bietet uns Seine Hand an, Seine persönliche Führung!

Im UNIVERSELLEN LEBEN macht der Herr wahr, was Er vor 2000 Jahren den Seinen sagte: „Ich hätte euch noch viel zu sagen, doch könnt ihr es jetzt noch nicht fassen. Wenn aber der Geist der Wahrheit kommt, wird Er euch in die volle Wahrheit führen." (Joh 16, 12 f.)

Christus schenkt uns heute durch Seine Prophetin nicht nur Einblick in die Vorbereitungen für die neue Zeit, die Zeit des Geistes, deren Kommen durch viele Propheten der vergangenen Jahrtausende vorhergesagt wurde, Er möchte uns auch sicher in diese Zeit führen. Er möchte uns aus der geistigen Umnachtung, aus unserer Ichbezogenheit, in die Freiheit der tiefen, geistigen Erkenntnis führen, die wir durch die Verwirklichung und Erfüllung der göttlichen Gesetze erlangen. Diese Freiheit bringt uns die selbstlose Liebe, die Wahrheit, die Weisheit und die strahlende Kraft der dynamischen, christlichen Tat.

Aus der Erfüllung der geistigen Gesetze wird der Menschentyp der neuen Zeit erwachsen. Dieser Menschentyp, friedfertig, barmherzig und kraftvoll, wird das Reich Gottes auf Erden, den Christusstaat, bewohnen, der sich nach der Zeitenwende weltweit auch im Äußeren zeigen wird.

Jetzt schon werden die Fundamente für den Christusstaat nach den Anweisungen des Geistes errichtet. Durch Menschen, die das Reich Gottes in sich erschlossen haben und erschließen, wird das Friedensreich erbaut. Diese Menschen gehen bewußt den Inneren Weg, den Christus und Sein Diener, der Cherub der göttlichen Weisheit, jetzt im UNIVERSELLEN LEBEN lehren.

Was sich in dunklen Wolken am Horizont der Zeit zusammenballt, ist die Ernte der menschlichen Saat. Durch diese Ernte wird uns der Sohn Gottes führen, und heil hindurchführen. Er ist der Weg! Wer Ihn als den Weg annimmt, für den gibt es keinen Untergang, sondern den Durchbruch in die neue Zeit!

Dafür möchte der Herr die Seinen, jeden Menschen, vorbereiten! Dafür schenkte und schenkt uns der Geist Gottes in Christus und Seinem Diener, dem Cherub der göttlichen Weisheit, Offenbarungen über die Gesetze der Schöpfung. Christus klärt uns auf und ermahnt uns, die göttlichen Gesetze zu erfüllen. Dafür schenkte und schenkt uns der Vater, der Schöpfer allen Seins, Sein machtvolles Ur-Wort.

Die Zukunft hat schon begonnen im UNIVERSELLEN LEBEN:

Freiheit, Einheit, Brüderlichkeit.

Daraus erwächst die christliche Dynamik für die neue Zeit.

Die Christusfreunde
im UNIVERSELLEN LEBEN

Unsere Bücher

I GÖTTLICHE OFFENBARUNGEN

Die Hierarchie der Meister und das Golgathaopfer

Der Heilsplan Gottes und das auserwählte Volk – Das Golgatha-Opfer Jesu Christi und dessen Bedeutung für die ganze Menschheit – Vom Urchristentum zur kirchlichen Hierarchie – Scheinchristentum und wahres Christsein – Der Einfluß der östlichen Meister – Die nahende Endzeit.

Erhältlich auch in folgenden Sprachen: E, Sp, I, Hol
Bestell-Nr. S 101

Erkenne und heile Dich selbst durch die Kraft des Geistes

Der Mensch als Energiefeld des Geistes – Die rechte Lebensweise, um gesund und geistig rege zu bleiben – Hinweise und Empfehlungen für die Selbstheilung durch die Kraft des Geistes bei verschiedenen Erkrankungen – Die Wirkung von Duftstoffen, Farben und Tönen auf die Seele und den Menschen – Die geistige Evolution durch das Leben der göttlichen Gesetze.

Erhältlich auch in folgenden Sprachen: E, F, I, Hol, Sp
Bestell-Nr. S 102

Die Strahlungsfelder – Die Entstehung der Fallwelten und die Zukunft der Menschheit
Eine Offenbarung und eine Prophetie, die die Welt nicht kennt

Die Abwendung Luzifers von Gott und die Entstehung der Fallwelten – Die Verdichtung zur Materie und zum Menschen – Die Strahlungsfelder – Das Kreuzopfer Jesu Christi – Die Rückführung des Materiellen in das Geistige.

Erhältlich auch in folgenden Sprachen: E, F, Sp, I, Hol
Bestell-Nr. S 103

Die christliche Mysterienschule – Die hohe Schule des Geistes

Der Weg zur Vollkommenheit in der Mysterienschule Christi – Die Reinigung von Unterbewußtsein und Seele – Gedankenzucht und Veredelung der Sinne – Harmonie in Rede, Gestik, Bewegung – Der Geistvegetarier – Die geistige Gratwanderung – Der Weg zu Gott im eigenen Inneren.

Erhältlich auch in folgenden Sprachen: E, F, I, Hol, Sp
Bestell-Nr. S 104

Der unpersönliche und persönliche Gott

Der Allgeist, der unpersönliche Gott – Gott-Vater, die höchste Manifestation des Allgeistes – Gott-Sohn, Christus, der Mitregent der Schöpfung – Die individuelle Gottesvorstellung – Läuterungsgrad der Seele und Erkennbarkeit Gottes – Christus, der einzige Führer für alle Seelen zurück in die Absolutheit.

Erhältlich auch in folgenden Sprachen: E, F, Ser, I, Sp
Bestell-Nr. S 105

Der Christusstaat – Dein Reich komme und Dein Wille geschehe
Das Göttliche Gesetz für das Weltreich Jesu Christi, die Bergpredigt

Grundlegende Offenbarung über das Friedensreich Jesu Christi, in dem Christus selbst die Herrschaft übernimmt; in dem die Bergpredigt verwirklicht wird; in dem Freiheit, Einheit und Brüderlichkeit gelebt werden; in dem es nur Geschwister gibt; in dem nur noch ein Hirte und eine Herde sein werden.

Erhältlich auch in folgenden Sprachen: E, F, I, Sp, Hol, Fin, Schw, Chi
Bestell-Nr. S 106

Die Entwicklung und das Leben der Kinder in den Kindergärten des Universellen Lebens

Hinführende Offenbarung über die gesetzmäßige Führung und Entwicklung der Kinder in den Kindergärten des Universellen Lebens – Das Spiel als Ausdruck des Innenlebens und als Möglichkeit der Bewältigung von seelischen Konflikten – Die verschiedenen Schulen des Geistes.

Erhältlich auch in folgenden Sprachen: E, I, Sp, Hol, F
Bestell-Nr. S 107

* Vaterworte auch an Dich

Worte der unendlichen Liebe des himmlischen Vaters an Seine Kinder im Erdenkleid – Worte der Belehrung und Führung, die der Selbsterkenntnis dienen und uns in unser Inneres führen: zur selbstlosen Liebe, inneren Freiheit, Dankbarkeit und Einheit mit dem Absoluten.

Erhältlich auch in folgenden Sprachen: E, Hol, Chi
Bestell-Nr. S 108   ISBN 3-926056-11-8

Menschen der neuen Zeit – ihr Denken und Leben, ihre Sitten und Grundsätze

Die neue Zeit bringt die geistige Revolution – Ethik und Moral im Universellen Leben – Die Eltern im Universellen Leben – Die Erziehung der Kinder im Universellen Leben im Geiste Gottes zur inneren Freiheit, zu einem sittenreinen Leben und zur Ausrichtung auf Gott.

Erhältlich auch in folgenden Sprachen: E, I, Hol,
Bestell-Nr. S 109

* **Dein Kind und Du – Lebensschule der selbstlosen Liebe**
Erziehung der Säuglinge und Kleinkinder im Universellen Leben
Geistige Gesetzmäßigkeiten bezüglich der Einverleibung der Seele – Wie begegnen die
Eltern den Schwierigkeiten des Kindes? – Der Tagesablauf im Kindergarten des
Universellen Lebens – Beten, Ernährung, Kleidung, Zimmer des Kindes – Die Erzie-
hung zum freien Menschen.
Erhältlich auch in folgenden Sprachen: I, E
Bestell-Nr. S 110   ISBN 3-926056-12-6

Was Du denkst und sprichst, zeigt, wer Du bist
Der selbstlose, göttliche Mensch – Möglichkeiten und Beispiele der Selbsterkenntnis –
Hilfen, um das Erkannte abzulegen und das eigentliche, göttliche Wesen wieder zu
entwickeln.
Erhältlich auch in folgenden Sprachen: F, E, Hol, Sp, Schw
Bestell-Nr. S 111

Wie Du speist und was Du ißt, zeigt, wer Du bist
Gott ist die Allharmonie, die selbstlose Liebe – Der selbstlose, geistige Mensch und der
weltbezogene Mensch – Wie der Mensch denkt und lebt, wie er speist und was er ißt,
zeigt, wer er ist – Das Tier als Übernächster – Veredelung der Denk- und Redeweise
bewirkt eine Umstellung der Ernährungsweise.
Bestell-Nr. S 112

* **Gottes Liebe begleitet Dich**
Ein Kleinod aus dem Geiste Gottes
Ein Bildband mit Worten unseres himmlischen Vaters und unseres Erlösers, Christus,
der uns bewußt macht, daß wir eigentlich Kinder Gottes sind, Wesen des Lichtes, des
Friedens und der Liebe; ein Buch, das der Selbsterkenntnis dient und Wege zu einem
erfüllten Leben aufzeigt.
Bestell-Nr. S 113   ISBN 3-926056-05-3

* **Liobani**
Ich erzähle – hörst Du zu?
Aufklärung und wahre Erzählung von unserer göttlichen Schwester Liobani aus dem
Reich Gottes – Für Kinder vom ersten Lebenstag bis zum sechsten Lebensjahr – Auch
für Erwachsene sehr lehrreich.
Die Erziehung zu kosmischen Kindern – Selbstlose Liebe und rechtes Beten – Natur-
wesen und Schutzengel – Der Sinn des Lebens – Die Erziehung zur Liebe und Einheit
mit allen Menschen und Wesen – Das Wirken des Geistes Gottes durch Seine Prophetin
im Universellen Leben.
Bestell-Nr. S 114   ISBN 3-926056-03-7

* Du bist nicht verlassen
Gott ist Dir nahe in Wort und Tat
Ein Kleinod aus dem Geiste Gottes
Ein prachtvoller Farbbildband mit Offenbarungen unseres himmlischen Vaters und unseres Erlösers, Christus, der tiefe Belehrungen und praktische Hinweise darüber enthält, wie wir das Negative, das uns noch von Gott trennt – die menschlichen Empfindungen, Gedanken, Schwierigkeiten und Probleme – erkennen und überwinden können.
Bestell-Nr. S 115

ISBN 3-926056-06-1

Ewige Weisheiten und Heilmeditationen aus dem Geiste Gottes
Wesentliche Anweisungen zur richtigen Anwendung der Heilmeditationen – Zehn Heilmeditationen, mit denen gezielt die inneren Heilkräfte angesprochen werden – Es geht jeweils eine Einführung voraus, bei der geistige Gesetzmäßigkeiten und Zusammenhänge beschrieben werden.
Bestell-Nr. S 116

II BÜCHER DER PROPHETIN GOTTES

Ein ehemals geistig unwissender Mensch auf dem Weg zu Gott
Der Lebensweg der Prophetin – zugleich ein Erkenntnisweg für alle Suchenden
(Biographie I)
Biographische Details aus dem Leben der Prophetin des Herrn – Der Durchbruch des Inneren Wortes – Seelenkämpfe – In der Schule des Geistes – Die Entstehung des Inneren Wortes – Jesus Christus ruft Sein Heimholungswerk ins Leben – Der Unterschied zu spiritistischen Kundgaben.
Erhältlich auch in folgenden Sprachen: E, F, Hol, I, Ser, Sp, Gr, Fin, Nor
Bestell-Nr. S 301

Aus dem Leben der Prophetin Gottes
Weitere Erkenntnisse für alle Suchenden und Wanderer auf dem Pfad zu Gott
(Biographie II)
Erfahrungen der Prophetin Gottes auf dem Pfad zu Gott, die uns Wegweisung, Ermutigung und Hilfe auf unserem eigenen Weg sein können – Antworten auf Fragen über ihr Leben und bezüglich des Inneren Weges zur Vereinigung mit Gott.
Erhältlich auch in folgenden Sprachen: I, Hol, Ser
Bestell-Nr. S 302

Der Pfad der Liebe zu Gott

Der Innere Weg – der Pfad der Liebe zu Gott – ist das schrittweise Ablegen alles Negativen, das kontinuierliche Erschließen der inneren Fülle: der Weg der selbstlos gebenden Liebe – das Reifen der Seele im Strom des selbstlosen Lebens zur vollkommenen Liebe.
Erhältlich auch in folgenden Sprachen: I, E, Sp, Hol
Bestell-Nr. S 303

Der Geist, die Quelle im Menschen
Worte aus der ewigen Quelle. Lebensweisheiten und Bewußtseinsstützen, die uns das Jahr über begleiten

Für jeden Tag des Jahres eine geistige Perle, gehoben aus der göttlichen Weisheit, ein innerer Anstoß, der uns auf die ewige Quelle verweist, die in uns wohnt – Worte der Kraft für unseren Weg zu Gott.
Erhältlich auch in folgenden Sprachen: E, Hol, I
Bestell-Nr. S 304

Selbsterforschtes und Erlebtes
Lebensanweisungen und Hilfen auf der Pilgerfahrt zum Gottmenschen

Tiefe Erkenntnisse der Prophetin des Herrn, Lebenshilfen und praktische Regeln der Ethik und des menschlichen Verhaltens, in kurzen Abschnitten wiedergegeben, führen den gottsuchenden Menschen zur inneren Stille und Wahrheit.
Erhältlich auch in folgenden Sprachen: E, Hol, I
Bestell-Nr. S 305

* Inneres Beten
Herzensgebet, Seelengebet, Äthergebet, Heilgebet

Wie gelange ich zum wahren Beten? – Vom Herzensgebet über das Seelengebet zum Äthergebet, zum immerwährenden Verbundensein mit Gott – Das Heilgebet.
Bestell-Nr. S 307   ISBN 3-926056-10-x

* Mit Gott lebt sich's leichter

Auf dem Weg der Selbsterkenntnis und Verwirklichung zum Sinn und Ziel unseres Erdenlebens – Wie kommen wir in Harmonie mit dem absoluten Geist, der Quelle allen Lebens? – Gedanken und Erkenntnisse für den Wanderer auf dem Inneren Weg.
Bestell-Nr. S 308   ISBN 3-926056-07-x

* Gott heilt
Heilung durch den Geist Gottes ohne Medikamente und pflanzliche Stoffe

Medizinische und geistige Therapie – Falsches Denken als Ursache von Krankheit – Umkehr zu einem positiven Denken und Leben und Ausrichtung auf Gott als Voraussetzung für Heilung – Christus, der innere Arzt und Heiler – Innere und äußere Heilung durch die Macht Gottes.
Bestell-Nr. S 309   ISBN 3-926056-08-8

* Harmonie ist das Leben des Betriebes
Lehren und Anweisungen für Betriebsleiter und Mitverantwortliche der christlichen Betriebe im Universellen Leben

Grundprinzipien, die eine gesunde Betriebsführung auf christlicher Basis ermöglichen – Die Bergpredigt als geistiges Fundament: Beachtung des göttlichen Willens und Leben der selbstlosen Liebe – Harmonie im Denken, Reden und Tun der Mitarbeiter und Verantwortlichen bedeutet Harmonie und Wachstum des Betriebes.

Bestell-Nr. S 310   ISBN 3-926056-09-6

III BÜCHER DER CHRISTUSFREUNDE

Hans Dienstknecht
* Gott sprach und spricht durch sie über
Das Leben nach dem Tod – Die Reise Deiner Seele

Die Erde als Lebensschule auf dem Weg zur Wiedereinswerdung mit Gott – Der Vorgang des Sterbens und das Leben danach – Gründe für eine mögliche neue Inkarnation – Entwicklungsmöglichkeiten in den Seelenbereichen.

Bestell-Nr. S 410   ISBN 3-926056-00-2

Richard Wagner
* Gott sprach und spricht durch sie
Der unpersönliche und der persönliche Gott – Wer oder was ist Gott?

Der Heilige Geist, Gott-Vater und Gott-Sohn – Die himmlische Schöpfung – Die Bildung der individuellen Gottesvorstellungen – Christus, der einzige Führer zurück in die Absolutheit – Die Wirklichkeit Gottes im Leben des Menschen – Die Endzeit.

Bestell-Nr. S 411   ISBN 3-926056-01-0

Richard Wagner
* Gott sprach und spricht durch sie über
Den Engelsturz und die Rückkehr ins Reich Gottes

Der Fall eines Teils der reinen Geistwesen („Engelsturz") unter der Führung Satanas – Jesus Christus, der Weg zum Leben – Der christlich-mystische Pfad der Liebe zu Gott

Bestell-Nr. S 412   ISBN 3-926056-02-9

Sie lebt unter uns
Das Denken und Leben der Prophetin Gottes im Universellen Leben

Was ist ein Prophet? – Die Feinde der Prophetie – Lehrprophet und Künderprophet – Die Berufung – Gott setzt die Annahme des Prophetenamtes durch – Denken und Leben der Prophetin des Herrn.

Bestell-Nr. S 409

Die Christusfreunde
Menschen der Bergpredigt – ihr Leben und ihr Ziel

Die Christusfreunde im Universellen Leben stellen sich vor: Wer sind sie? Was wollen sie? Was glauben sie? Wie leben sie? Wie sehen sie die Zukunft?
Erhältlich auch in folgenden Sprachen: E, F, I, Chi, Sp, Pol, Schw, Hol, Ara, U
Bestell-Nr. S 404

Die Frohbotschaft

Christus, der Weg, die Wahrheit und das Leben, verkündet über Prophetenmund heute erneut Seine Frohbotschaft auf dieser Erde. Das Reich Gottes, in dem die Menschen, die Christus nachfolgen, leben, kommt nun in sichtbarer Gestalt auf diesen Planeten.
Erhältlich auch in folgenden Sprachen: E, F, I, Sp, Hol
Bestell-Nr. S 403

* Ich kam – woher? Ich gehe – wohin?
Leben nach dem Tod

Sterben, Leben nach dem Tod und Sinn des Erdenlebens – Antworten auf Fragen über: Hilfen für den Sterbenden, den Austritt der Seele aus dem Körper, die Bestattung des Körpers, Kontakte mit Verstorbenen, Selbstmord, Aufgabe der Planeten und Reinigungsebenen, Karma und Reinkarnation.
Bestell-Nr. S 407   ISBN 3-926056-04-5

Wiedergeburt
**Du warst schon öfter auf dieser Erde,
Du wirst wiederkommen**

Griechische und lateinische Bibeltexte, Konzilsdokumente und Werke von frühen Kirchenvätern beweisen, daß die Reinkarnationslehre urchristliches Glaubensgut ist – Wie es zur Beseitigung des Wissens um die Wiederverkörperung kam und der Kirchenglaube.
Bestell-Nr. S 401

Wiedergeburt und christlicher Glaube
Du warst schon öfter auf Erden

Warum wissen wir hier im Abendland so wenig von der Wiederverkörperung der Seele, obwohl diese zum festen Gedankengut der ersten Christen und einzelner Kirchenväter gehörte? Warum wissen wir in der Regel nichts von unseren früheren Einverleibungen? – Das Gesetz von Ursache und Wirkung – Karma und Gnade – Die Bedeutung des Golgatha-Opfers Jesu Christi.
Bestell-Nr. S 408

Heilung durch die Kraft der Gedanken

Die Macht der Gedanken: Krankheit und Gesundheit hängen davon ab – Ein Leben und Denken nach den göttlichen Gesetzen bewirkt innere und äußere Heilung – Die Christuskraft im Menschen.

Erhältlich auch in folgenden Sprachen: I, F, E, Pol, Fin, Hol,
Bestell-Nr. S 402

Schweigt Gott wirklich?

Ist Gott tot? Wer oder was ist Gott? Redet Gott durch Theologen? – Geschichtliche Beweise dafür, daß die göttlichen Offenbarungen nicht mit dem Tode Jesu abgeschlossen waren – Gott schwieg nie und schweigt auch heute nicht.

Erhältlich auch in folgenden Sprachen: E, F, Sp, I, Hol, Fin
Bestell-Nr. S 406

Komm mit ins Licht
Geistige Evolution in Ehe und Partnerschaft

Der Evolutionsweg der schrittweisen Entwicklung zur selbstlosen Liebe – Die Evolutionsgesetze für Ehen und Partnerschaften – Ehen der Welt – Geistige Ehen – Beispiele für die Anwendung der Evolutionsgesetze.

Bestell-Nr. S 413